Sai Madhuri Nemani
S. C. Ahila
B. Muthukumar

Medicina alternativa Em Prótese dentária

Sai Madhuri Nemani
S. C. Ahila
B. Muthukumar

Medicina alternativa Em Prótese dentária

ScienciaScripts

Imprint
Any brand names and product names mentioned in this book are subject to trademark, brand or patent protection and are trademarks or registered trademarks of their respective holders. The use of brand names, product names, common names, trade names, product descriptions etc. even without a particular marking in this work is in no way to be construed to mean that such names may be regarded as unrestricted in respect of trademark and brand protection legislation and could thus be used by anyone.

Cover image: www.ingimage.com

This book is a translation from the original published under ISBN 978-620-8-41836-6.

Publisher:
Sciencia Scripts
is a trademark of
Dodo Books Indian Ocean Ltd. and OmniScriptum S.R.L publishing group

120 High Road, East Finchley, London, N2 9ED, United Kingdom
Str. Armeneasca 28/1, office 1, Chisinau MD-2012, Republic of Moldova, Europe
Managing Directors: Ieva Konstantinova, Victoria Ursu
info@omniscriptum.com

Printed at: see last page
ISBN: 978-620-8-64188-7

Copyright © Sai Madhuri Nemani, S. C. Ahila, B. Muthukumar
Copyright © 2025 Dodo Books Indian Ocean Ltd. and OmniScriptum S.R.L publishing group

MEDICINA ALTERNATIVA EM PRÓTESE DENTÁRIA

Prefácio

O campo da Prótese Dentária testemunhou um tremendo crescimento e avanço nos últimos anos, com uma ênfase crescente no cuidado holístico e centrado no paciente . Como profissionais de saúde, reconhecemos que os tratamentos odontológicos convencionais por si só podem nem sempre atender às necessidades complexas de nossos pacientes. O interesse emergente na medicina alternativa levou a uma mudança de paradigma na maneira como abordamos a saúde bucal, incorporando terapias complementares para melhorar os resultados dos pacientes.

Este livro, "Alternative Medicine in Prosthodontics", tem como objetivo preencher a lacuna entre as abordagens convencionais e alternativas no cuidado com próteses. Nosso objetivo é fornecer aos profissionais de odontologia, pesquisadores e estudantes um recurso abrangente que explore os princípios, práticas e aplicações baseadas em evidências da medicina alternativa em próteses.

Por meio deste livro, buscamos apresentar os fundamentos da medicina alternativa e sua relevância para o tratamento protético, examinar as evidências científicas que apoiam o uso de terapias alternativas em próteses, discutir o papel da nutrição, Ayurveda, acupuntura, acupressão e terapias mente-corpo na manutenção da saúde bucal, fornecer diretrizes práticas para integrar a medicina alternativa à prática protética e promover uma compreensão mais profunda da inter-relação entre saúde bucal, bem-estar geral e qualidade de vida.

Este livro é o ápice dos esforços de especialistas renomados em Prótese Dentária, medicina alternativa e áreas relacionadas. Suas contribuições enriqueceram nossa compreensão dos potenciais benefícios e limitações da medicina alternativa no cuidado com Prótese Dentária.

Esperamos que este livro inspire os profissionais da odontologia a adotar uma abordagem mais holística ao atendimento ao paciente, explorando as vastas possibilidades que a medicina alternativa oferece para melhorar a saúde bucal e o bem-estar geral.

Dr Sai Madhuri Nemani MDS

Protesista

Madurinemani94@gmail.com

Dra. SCAhila MDS

Professor, Departamento de Prótese Dentária

Faculdade de Odontologia SRM, Ramapuram , Chennai-89.

ahilac@srmist.edu.in

Dr. B Muthukumar MDS

Professor e Chefe, Departamento de Prótese Dentária

Faculdade de Odontologia SRM, Ramapuram , Chennai-89.

muthukub@srmist.edu.in

Conteúdo

1.INTRODUÇÃO

Medicina alternativa é basicamente um termo amplo que abrange uma série de modalidades médicas. Elas são apoiadas pela tradição e raramente ensinadas em um ambiente médico ocidental. Essas modalidades variam das práticas orientais tradicionais de acupuntura e Tai chi à medicina herbal, Reiki, manipulação quiroprática e muito mais. Esses serviços são frequentemente usados correspondentemente com o termo "medicina alternativa", uma designação criada no início de 1800 que distinguia essas modalidades como "alternativas" à medicina alopática. A medicina alopática também é chamada de medicina ocidental, medicina baseada em evidências, medicina convencional ou convencional. [1]

A prática central da medicina alternativa é estimular a capacidade do corpo de se curar por meio do alinhamento de energias inerentes, suplementos de ervas e outras técnicas de equilíbrio. Enquanto a alopatia foca no tratamento específico de sintomas, principalmente por meio de métodos farmacológicos ou invasivos para remover o agente agravante ou ofensivo [1].

Hoje, muitos médicos apoiam os aspectos benéficos de ambas as formas de medicina por meio da prática da Medicina Integrativa, na qual combinam técnicas alternativas e alopáticas apropriadas de acordo com o paciente, sintomas e circunstâncias. Além disso, grandes ensaios clínicos que tentam fornecer evidências concretas para os benefícios anedóticos da medicina alternativa estão aumentando em popularidade [1].

Terapias alternativas são tratamentos que não são ortodoxos (terapia convencional), são aqueles tratamentos que são uma alternativa aos ortodoxos. De acordo com o relatório da Comissão Europeia, "A terapia alternativa é de fato um domínio de recursos de cura que envolve todos os sistemas de saúde, modalidades e práticas e suas teorias e crenças acompanhantes, além daquelas inerentes ao sistema de saúde politicamente dominante de uma comunidade ou cultura específica durante um dado período histórico" [3].

Os Institutos Nacionais de Saúde (NIH) criaram o Centro Nacional de Medicina Complementar e Alternativa (NCCAM) para fornecer previsão ao público sobre o uso de CAM [4,5].

As formas mais comuns de medicina alternativa incluem

1. Acupuntura

2. Ayurveda

3. Medicina herbal

4. Manipulação corporal que inclui Yoga, técnicas de quiropraxia, Tai Chi e manipulações osteopáticas

5. Outras modalidades alternativas, incluindo Reiki, Meditação, Biofeedback, Hipnose e Imagens Guiadas.

Medicina complementar e alternativa, conforme definida pelo NCCAM, é basicamente um grupo de diversas práticas e sistemas médicos e de assistência à saúde que não são considerados parte da medicina convencional.

O NCCAM classifica a medicina complementar e alternativa em 5 grupos diferentes

1. Sistemas médicos alternativos que representam sistemas e práticas completos.

a. Ocidental – Medicina homeopática Medicina naturopática

b. Não ocidental – Ayurveda indiana Medicina tradicional chinesa

2. Interações mente-corpo – Biofeedback, Meditação, Oração, Cura mental, Terapias de música/dança.

3. Terapias de base biológica – Ervas, alimentos, vitaminas, suplementos alimentares

4. Métodos manipulativos baseados no corpo – Yoga, Quiropraxia e manipulação e massagem osteopática.

5. Terapias energéticas - Terapias de biocampo práticas: Gi Gong, Reiki e toque terapêutico, bem como terapias baseadas em bioeletromagnetismo, como campos pulsados, campos magnéticos e campos de corrente alternada ou contínua.

PRÁTICAS E TERMOS DA MEDICINA COMPLEMENTAR E ALTERNATIVA [4,7].

AYURVEDA - O sistema médico mais antigo que tem sido praticado principalmente no subcontinente indiano por mais de 10.000 anos. O tratamento ayurvédico frequentemente envolve sugerir e trabalhar em dieta e remédios herbais e também afirma a importância do corpo, mente e espírito na prevenção, bem como no tratamento de doenças, melhorando assim o bem- estar geral.

NATUROPATIA - Um sistema médico alternativo em que os praticantes trabalham com forças de cura naturais de dentro do corpo, para ajudar o corpo a se curar de doenças e também para promover saúde e bem- estar. Essas práticas são focadas principalmente em modificações dietéticas, exercícios e terapias de massagem, acupuntura, pequenas cirurgias e inúmeras intervenções.

MEDICINA TRADICIONAL CHINESA - Foi estabelecida há mais de 2000 anos. Acredita-se que a doença é o resultado de uma perturbação no ambiente natural do corpo. A lógica por trás da prática da MTC é restaurar o equilíbrio do Yin e do Yang. A prática é frequentemente realizada pela administração de várias ervas, acupuntura, massagem e também vários métodos, permitindo assim o livre fluxo de Qui ou vitalidade através do corpo.

HOMEOPATIA - A medicina homeopática acredita no conceito de "semelhante cura semelhante". Pequenas quantidades altamente diluídas de substâncias medicinais são administradas para curar sintomas e, aparentemente, as mesmas substâncias, quando dadas em doses maiores ou mais concentradas, causariam, por sua vez, esses sintomas.

AROMATERAPIA - Envolve o uso de óleos essenciais para promover saúde e bem-estar.

Os óleos essenciais são extratos de essências de flores, ervas e árvores REIKI Uma palavra japonesa que representa a energia vital universal. Acredita-se que, ao canalizar certa energia espiritual pelo praticante, o espírito do paciente é curado, curando, em última análise, todo o corpo.

MEDICINA OSTEOPÁTICA - Uma forma de medicina convencional que basicamente enfatiza doenças que surgem no sistema musculoesquelético. Muitas vezes acredita-se que todos os sistemas do corpo trabalham juntos, e distúrbios em um sistema em particular podem afetar a função em outras partes do corpo. Esta prática envolve principalmente manipulação osteopática, que é um sistema de corpo inteiro de técnicas práticas para aliviar a dor, restaurar a função e também promover saúde e bem-estar.

QUI GONG - Um componente da medicina tradicional chinesa. O tratamento geralmente envolve a combinação de movimento, meditação e regulação da respiração para aumentar o fluxo de Qi (significa a energia vital) no corpo, melhorar a circulação sanguínea e fortalecer a função imunológica.

TERAPIAS ALTERNATIVAS EM ODONTOLOGIA –

O uso da medicina complementar e alternativa na população é abundante.

Do lado do paciente, a demanda por terapias alternativas aumenta com condições crônicas, quando a medicina convencional não consegue oferecer um tratamento satisfatório ou quando apenas proporciona alívio sintomático [8,9].

Entre a população indiana, os pacientes geralmente buscam abordagens médicas alternativas em condições agudas, como – Dor de dente, cárie dentária, distúrbios temporomandibulares, boca seca, etc. Cerca de 10% dos pacientes odontológicos usam produtos tópicos orais à base de ervas ou naturais; óleo de melaleuca e cravo são os produtos mais comumente aplicados [10]. As técnicas mente-corpo também podem desempenhar um papel importante para pacientes que lidam com ansiedade de tratamento odontológico [11].

APLICAÇÃO DO CAM EM PRÓTESE DENTÁRIA -

Existem muitas terapias alternativas que podem ser usadas na odontologia, mas algumas delas que podem ser usadas na Prótese Dentária são [6]

1. Acupuntura
2. Acupressão
3. Homeopatia
4. Ayurveda
5. Hipnose

Em Prostodontia, nós, como profissionais, comumente enfrentamos muitas dificuldades no tratamento de pacientes com medo e ansiedade odontológica (sendo os mais comuns), Dor, quando se trata de procedimentos de Implante e Distúrbios Temporomandibulares, Bruxismo e também Engasgo. Portanto, essas terapias podem ser empregadas como um complemento, para auxiliar no procedimento de tratamento e seu resultado.

Há muitos estudos afirmando a importância de empregar terapias médicas alternativas, como acupuntura, acupressão, especialmente na redução da dor, e hipnoterapia para ansiedade e medo odontológicos, com redução da sensibilidade à dor e muito mais.

ACUPRESSÃO E ACUPUNTURA –

O reflexo de vômito é uma reação fisiológica para proteger as vias aéreas de corpos estranhos [18] . Isso é controlado principalmente por terminações nervosas situadas no palato mole, faringe e parte faríngea da língua [18] . Esse reflexo é exagerado durante os procedimentos de impressão maxilar, dificultando o processo. Vários métodos foram propostos para controlar o reflexo de vômito, um dos quais é a acupuntura [14] . A acupressão segue o mesmo princípio da acupuntura, mas a primeira estimula os pontos com pressão suave dos dedos em vez de agulhas finas e, portanto, é uma técnica menos invasiva [14,20] .

HIPNOSE –

Na maioria dos casos, uma visita ao dentista é frequentemente acompanhada de medo, apreensão ou ansiedade. Pessoas que têm fobia odontológica frequentemente demonstram medo desproporcional de procedimentos odontológicos, apresentando sintomas fisiológicos e psicológicos que tornam os tratamentos odontológicos difíceis ou impossíveis. Para tais propósitos, a hipnose é frequentemente usada na prática odontológica como uma alternativa a vários tratamentos como um adjuvante, ou em vez de sedação ou anestesia geral, pois um medicamento é frequentemente associado a riscos e efeitos colaterais [15] .

Hoje em dia, os dentistas usam amplamente a hipnose para moderar efetivamente os medos de procedimentos odontológicos, o reflexo de vômito excessivo, o tratamento de condições de dor orofacial, a moderação do sangramento e do fluxo salivar e o controle da dor de procedimentos [16,17] .

MEDICINA HOMEOPÁTICA -

Os remédios homeopáticos são eficazes em próteses dentárias para tratar ulcerações de próteses, xerostomia, nervosismo ou ansiedade antes do tratamento odontológico, bem como para distúrbios temporomandibulares [12]

MEDICINA AYURVÉDICA -

Vários medicamentos fitoterápicos AYURVÉDICOS são usados para tratar ulcerações de dentaduras, xerostomia, nervosismo e ansiedade e distúrbios temporomandibulares [13]

.

O principal objetivo deste estudo é conhecer a importância e também aprender e incorporar cada uma dessas terapias médicas alternativas em nossa prática como adjuvantes para atingir o resultado esperado do tratamento e, finalmente, a experiência geral do paciente submetido ao tratamento odontológico e sua satisfação.

2.REVISÃO DE LITERATURA

MEDICINA COMPLEMENTAR E ALTERNATIVA

- **E. Ernst (2000)** enfatizou a importância de envolver a medicina complementar e alternativa na prática médica diária. Ele enfatizou a realização de um maior número de ensaios clínicos randomizados sobre o papel das terapias médicas complementares e alternativas, que podem dar resultados precisos sem qualquer viés. Ele mencionou certas motivações para tentar a medicina complementar e alternativa. Estas incluíam motivações positivas (que eram baseadas na eficácia, segurança, natureza não invasiva, acessibilidade, experiência terapêutica agradável etc.) e motivações negativas (baseadas no fator de insatisfação com a medicina convencional, rejeição da ciência e tecnologia, rejeição do "estabelecimento", desespero). Ele também insistiu em confiar no poder dos tratamentos com placebo, embora ineficazes às vezes, mas não apresentam nenhuma reação adversa.

- **Richard L Nahin, Stephen E Straus (2001)** enfatizaram a importância de conduzir uma pesquisa de qualidade sobre os benefícios e falhas quando se trata de medicina complementar e alternativa, e também apelaram ao governo para fornecer fundos para pesquisa neste campo que era particularmente problemático para a fraternidade médica em termos de falta de conhecimento adequado sobre medicina complementar e alternativa . Os autores declararam que dados convincentes facilitariam interações significativas entre práticas convencionais e complementares e, finalmente, levariam ao desenvolvimento de parcerias interdisciplinares que podem incorporar práticas complementares validadas no atendimento ao paciente.

- **James W. Little em 2004** revisou vários artigos sobre medicina complementar e alternativa e sua eficácia no alívio de várias condições dentárias. Ele também mencionou a importância da medicina alternativa como uma modalidade de tratamento adjuvante na odontologia e os dentistas devem tentar incorporá-la em sua prática. Ele também enfatizou a importância de obter conhecimento para dentistas sobre medicina alternativa , para saber interações medicamentosas e educar os pacientes sobre o mesmo .

- **Patricia M Herman, Benjamin M Craig e Opher Caspi (2005)** declararam a evidência anedótica sobre as implicações econômicas e de saúde das terapias médicas alternativas. O principal objetivo desta revisão sistemática foi apresentar uma visão geral da avaliação econômica e expandir a revisão anterior para examinar o escopo atual e a qualidade das terapias médicas alternativas . De acordo com esta revisão, a maioria das terapias alternativas que foram praticadas e encorajadas, incluíam uma acupuntura para enxaqueca, terapia manual para dor no pescoço, suplementação nutricional para distúrbios gastrointestinais , biofeedback para pacientes com distúrbios funcionais, terapias de relaxamento etc., provaram ser tratamentos de alta qualidade com menos custo quando comparados às terapias convencionais. Os autores declararam que o número e a qualidade da avaliação econômica da medicina complementar e alternativa certamente aumentaram nos últimos anos e mais terapias alternativas demonstraram ser de bom valor.

- **Beatrice Baatsch , Stefan Zimmer, Daniela Rodrigues Recchia, Arndt Bussing (2017)** analisaram se os dentistas recomendavam remédios médicos complementares e alternativos na rotina clínica e a eficácia dessas terapias foi avaliada por proponentes e oponentes e também para dar um perfil dos dentistas que endossam a medicina complementar e alternativa. O desenho do estudo foi prospectivo, exploratório, pesquisa transversal, conforme divulgado entre dentistas praticantes em periódicos odontológicos alemães e online. Os dentistas integraram extratos de plantas de camomila, cravo etc. e também sugeriram técnicas de relaxamento, homeopatia, medicina osteopática e dietética. A eficácia foi significativamente maior com $P < 0{,}0001$, pelos oponentes e proponentes de terapias alternativas também. Os oponentes também classificaram alguns remédios como altamente eficazes, a saber, acupuntura auricular, medicina osteopática e cravo. O estudo revelou que a maioria dos proponentes eram mulheres, com alta experiência na área e alta expectativa de autoeficácia e engajamento no trabalho quando comparados aos seus oponentes.

- **Sandeep Kumar et.al (2017)** afirmou a importância do uso de terapias alternativas como um complemento em tratamentos odontológicos. Ele descreveu várias terapias alternativas usadas em próteses dentárias com ênfase em aspectos importantes do tratamento. Isso incluía tratamentos como Acupuntura , Acupressão, Homeopatia, Ayurveda e Hipnose para tratar várias condições em odontologia protética, como reflexo de vômito, distúrbios temporomandibulares, ansiedade/nervosismo na configuração odontológica, xerostomia, ulceração de dentadura, adaptação a novas dentaduras, medicação para ulceração gengival etc. Foi enfatizado que a terapia alternativa como tratamento único tinha valor questionável, mas quando combinada com métodos convencionais , dava resultados valiosos ao arsenal terapêutico de clínicos gerais.

- **Szilvia Zorgo , Gyorgy Purebl , Agnes Zana (2018)** conduziram uma pesquisa que visava explorar fatores que levam ao uso da medicina complementar e alternativa com atenção especial ao seu contexto cultural. Sua pesquisa foi limitada à medicina tradicional chinesa , que era a modalidade mais difundida de medicina alternativa. O estudo foi realizado por meio de entrevistas em profundidade de pacientes submetidos a tratamentos regulares e também dos praticantes. As entrevistas foram conduzidas de acordo com as atitudes em relação à vida em geral, conceitos baseados na fé, definição de doença, saúde e cura, escolha da terapia, ou seja, razão para escolher a Medicina Tradicional Chinesa e sua avaliação da eficácia terapêutica. A literatura afirmou que os preconceitos e experiências anteriores são forças vitais no primeiro marco da jornada de um paciente e também a experiência subjetiva significa as fontes de informação mais confiáveis em questões de doença. Os autores concluíram que o tema da construção e perda, ou seja, a confiança estava presente ao longo da jornada dos pacientes, que foi o fator determinante nas decisões dos pacientes em relação aos métodos de tratamento alternativos.

- **Martin R. Keene, Ian M. Heslop, Sabe S. Sabesan, Beverely D. Glass (2019)** realizaram pesquisas para entender os tipos de pacientes com câncer que adotariam medicina complementar e alternativa , também são os pacientes que já haviam passado por terapia médica alternativa antes. A maioria dos pacientes eram mulheres com ensino superior e renda mais alta e tinham diagnóstico de câncer de mama e foram identificados como mais propensos a adotar medicina alternativa . O objetivo desta revisão sistemática foi resumir os dados publicados sobre o uso de medicina complementar e alternativa em pacientes com câncer com ênfase específica na prevalência de seu uso e perfis demográficos dos usuários e razões para adotar essas terapias. As principais razões encontradas para o uso de medicina alternativa nesses pacientes, conforme sugerido, foram influenciar seu câncer, tratar complicações, se houver, fornecer cuidados holísticos, influenciar a saúde geral, assumir o controle, recomendação de outros, crença em terapias alternativas . Esta revisão forneceu uma visão e serviria para informar melhor os profissionais de saúde sobre como a medicina complementar e alternativa era usada pela população.

- **Jankiram Chandrashekar, Balachandran Parvathy (2020)** revisaram sistemas médicos complementares e alternativos que estavam sendo usados na saúde bucal e seus desafios associados e necessidade de regulamentações globais usando produtos médicos alternativos como medicamentos. Muitas plantas medicinais provaram ser eficazes nos cuidados com a saúde bucal, promovendo-as como alternativas aos medicamentos convencionais padrão. O acesso limitado aos cuidados bucais convencionais, custos mais baixos e a crença geral de toxicidade mínima aumentaram o uso da medicina ayurvédica, herbal e homeopática em doenças bucais. Muitas ervas e medicamentos ayurvédicos foram mencionados nesta literatura junto com seus usos específicos no tratamento de dor dentária, cárie, agentes antiplaca, gengivite, periodontite, candidíase, herpes simplex, estomatite recorrente, úlceras aftosas, bruxismo , alvéolo seco, abscesso dentário, trismo , neuralgia , distúrbios persistentes de dor alveolar dentária, atividades anti-inflamatórias. O estudo concluiu que terapias complementares e alternativas não eram métodos de tratamento convencionais baseados em evidências e, portanto, aconselhou os profissionais de saúde a determinar o risco de efeitos colaterais/interações medicamentosas antes de usar medicamentos alternativos .

- **Sandra Sagar, Dhanraj M Ganpathy , Lakshmi Thangavelu (2020)** conduziram um estudo para avaliar o conhecimento e a percepção do uso da medicina alternativa entre dentistas na prática odontológica geral, em que o método de coleta de dados foi com a ajuda de um questionário composto por dez perguntas e conhecimento e percepção do uso da medicina alternativa entre dentistas. A análise estatística mostrou que cerca de 87% dos dentistas estavam cientes das modalidades terapêuticas complementares e alternativas . Cerca de 56% estavam cientes da internet, 14% por meio de amigos e familiares, 17% por meio de livros e 14% por meio de periódicos. Este estudo revela que muitos dentistas estavam cientes dos métodos de tratamento complementares e alternativos, mas seu uso em sua prática geral era escasso. Os autores enfatizaram a obtenção de conhecimento adequado de modalidades alternativas na prática odontológica para fornecer melhor atendimento aos pacientes.

- **ACUPUNTURA**

- **M.Blom , Dawidson , B. Angmar-Mansson, Huddinge (1992)** conduziram um estudo para verificar a eficácia da acupuntura nas taxas de fluxo salivar em pacientes com xerostomia. Sua metodologia incluiu 2 grupos, dos quais um recebeu tratamento de acupuntura e o outro grupo recebeu placebo (agulhamento superficial). Os resultados concluíram que os pacientes que receberam tratamento de acupuntura mostraram um aumento na taxa de fluxo salivar durante e após o procedimento. Também foi observado que os valores salivares melhorados persistiram nos grupos que receberam acupuntura do que no placebo.

- **M. Blom e T Lundberg (2000)** em seu estudo de acompanhamento de longo prazo em pacientes que foram tratados com acupuntura para xerostomia mostraram que a acupuntura poderia resultar significativamente na melhora das taxas de fluxo salivar por até 6 meses. Eles também declararam que a terapia adicional de acupuntura poderia manter tal melhora nas taxas de fluxo salivar por até 3 anos.

- **S. Dhaded , SV Bhagwat (2005)** revisaram os benefícios da acupuntura no tratamento de engasgos e disfunção temporomandibular e também na xerostomia. Ele enfatizou a importância de conduzir ensaios clínicos para demonstrar os efeitos da acupuntura. Eles também insistiram em obter conhecimento em acupuntura e, portanto, ser capazes de tratar junto com o tratamento de efeitos adversos se eles ocorrerem.

- **Devanand Gupta et.al (2014)** fez um resumo sobre acupuntura, tipos e usos deste medicamento na odontologia que incluem o tratamento de dor dentária, DTMs, dor orofacial, paralisia facial e também no tratamento do reflexo de vômito e ansiedade dentária. O autor enfatizou a importância de obter conhecimento sobre usos e efeitos adversos para dentistas e também sugere adquirir treinamento adequado em acupuntura antes de praticá-la.

- **Claire Forbes-Haley, Ian Blewitt e James Puryer (2015)** declararam a importância de várias modalidades de tratamento na CAM, como acupuntura, acupressão e hipnose, assumindo um papel importante no tratamento do reflexo de vômito, juntamente com outras modalidades de tratamento convencionais. Após a revisão completa da literatura existente, os autores descobriram que o ponto de acupressão CV-24 foi particularmente eficaz no tratamento do reflexo de vômito e também acupuntura auricular e acupressão para o mesmo. Eles também sugeriram a hipnose usando uma técnica de dessensibilização sistêmica permitindo a extração de dentes e a eliminação permanente do reflexo de vômito e também a hipnopuntura no fornecimento de uma terapia de longo prazo para pacientes com reflexo de vômito distinto.

- **Faraina Rodrigues et.al (2016)** investigaram o efeito da acupuntura combinada e da auriculoterapia no tratamento da dor e na qualidade de vida em pacientes com síndrome da boca ardente, onde sessenta pacientes foram submetidos a diagnóstico diferencial, dos quais doze pacientes atenderam aos critérios de inclusão, oito pacientes completaram tratamentos com acupuntura e auriculoterapia usando o Visual Analog Score, fluxo salivar não estimulado, qualidade de vida e também 2 anos de acompanhamento foram realizados. O protocolo de acupuntura envolveu a inserção de agulhas em pontos de acupuntura selecionados e para a auriculoterapia, esferas de cristal foram usadas para estimular os pontos auriculares selecionados pelo método de acupressão auricular. Os resultados concluíram que a acupuntura reduziu a intensidade da boca ardente e melhorou a qualidade de vida e mostrou melhora após um período de acompanhamento de 2 anos . Eles também deduziram que não houve relação entre fluxo salivar, boca seca e intensidade da boca ardente.

- **Vera. L. Zotelli et.al (2017)** afirmou que a acupuntura ajudou a reduzir a dor e o desconforto, pois poderia reequilibrar a energia (Qi) circulando nos meridianos. Eles conduziram um ensaio clínico controlado, randomizado e duplo-cego, onde o grupo de tratamento recebeu acupuntura com penetração de agulha e tratamento placebo sem agulha. A avaliação dos distúrbios temporomandibulares foi feita de acordo com os critérios de diagnóstico de pesquisa para distúrbios temporomandibulares e as medições de energia foram realizadas pelo método Ryodoraku . De acordo com os resultados obtidos no estudo, os autores concluíram que o tratamento com acupuntura foi eficaz na redução da dor em ambos os grupos e também aumentou a abertura da boca sem dor e sem assistência apenas dentro do grupo de tratamento e também foi eficaz na preservação da energia nos grupos de tratamento, enquanto a energia yang foi reduzida em ambos.

- **Crischina Branco et.al (2017)** conduziram um estudo de caso cujo objetivo principal era relatar sobre parestesia do nervo alveolar inferior e dor causada por uma cirurgia de implante há 2 anos. O paciente havia passado por tratamento de acupuntura durante 4 meses de sessões semanais nas quais 6 pontos de acupuntura foram usados. A Escala Visual Analógica foi usada antes e depois de cada sessão para análise de parestesia e dor. O estudo concluiu que a acupuntura reduziu progressivamente a dor de uma pontuação alta para baixa em 3-4 sessões. Além disso, o paciente ficou completamente aliviado da dor após 6 sessões. Este resultado permaneceu o mesmo após 1 ano de acompanhamento, provando assim a eficácia do tratamento.

- **Zainab Assy e Henk S. Brand (2018)** conduziram uma revisão sistemática da literatura usando bancos de dados e artigos foram pesquisados usando palavras-chave relacionadas à acupuntura e xerostomia. Os critérios de inclusão envolveram estudos com acupuntura como opção de tratamento e pacientes com boca seca devido a qualquer causa. Acupuntura eletrônica e acupuntura a laser foram excluídas neste estudo. A revisão declarou que a acupuntura aumentou a taxa de fluxo salivar e aliviou os sintomas de boca seca, enquanto não mostrou muito efeito na boca seca devido à síndrome de Sjogren. Os autores sugeriram que mais ensaios clínicos duplo-cegos bem projetados fossem realizados para determinar mais benefícios da acupuntura.

- **Talita B. Almedia, Vera LR Zotelli , Ronaldo S. Wada e Maria LR Sousa (2019)** tiveram como objetivo principal avaliar a eficácia da acupuntura em contraste com o tratamento analgésico da dor de dente . Sua pesquisa incluiu 56 voluntários que foram divididos em 4 grupos, onde um grupo recebeu acupuntura real, o 2º grupo recebeu acupuntura placebo, o 3º grupo incluiu tratamento com Dipirona e o 4º grupo recebeu placebo Dipirona. As amostras de saliva foram coletadas para avaliar os níveis de cortisol salivar e a intensidade da dor foi registrada usando o escore VAS antes do início do estudo. Os resultados concluíram que a acupuntura foi mais eficaz na redução da odontalgia do que o analgésico dipirona e pode ser usada como uma alternativa para o tratamento da odontalgia.

- **Eachempati . P et.al (2019)** conduziram uma revisão sistemática na qual seu principal objetivo foi avaliar os efeitos de intervenções farmacológicas e não farmacológicas para o manejo do reflexo gag em pessoas submetidas a tratamento odontológico. O estudo incluiu basicamente 4 ensaios clínicos randomizados com 328 participantes nos quais um ensaio comparou acupuntura e acupressão no ponto P6, 2° ensaio comparado à acupuntura simulada (onde o kin foi perfurado com agulhas em pontos não acupunturais ou agulhamento superficial). Os ensaios relataram redução no engasgo como seu principal resultado. Outros ensaios incluíram crossover e um ensaio de boca dividida que estudou o efeito do laser no ponto P6, onde em um ensaio relatou redução no engasgo e relatou presença/ausência de engasgo durante o procedimento. Eles concluíram que a acupuntura no ponto P6 mostrou conclusão bem-sucedida do tratamento odontológico e redução no engasgo quando comparada à acupuntura simulada.

- **Azam Sadat Madani, Farzaneh Ahari , Amir Fallahrastegar , Naeemeh Daghestani (2019)** afirmaram que na aplicação da Terapia a Laser de Baixa Intensidade (LLLT) e Terapia de Acupuntura a Laser (LAT) em 2 grupos, a quantidade de movimentos excursivos e protrusivos laterais foi significativamente maior nos grupos de terapia a laser de baixa intensidade e terapia de acupuntura a laser do que nos grupos placebo que receberam apenas acupuntura simulada. A intensidade geral da dor nos músculos mastigatórios e na articulação temporomandibular foi significativamente menor em ambos os grupos experimentais. O estudo concluiu que a acupuntura a laser foi eficaz na redução da dor e no aumento do movimento mandibular em pacientes com distúrbios temporomandibulares e pode ser definitivamente sugerida como uma alternativa ao laser de baixa intensidade, uma vez que forneceu resultados eficazes ao mesmo tempo em que levou menos tempo na cadeira .

- **Arwa M Farag, Alberto Malacarne, Sarah E. Pagani, George E. Malony (2020)** conduziram uma revisão sistemática onde o objetivo principal era determinar a eficácia da acupuntura no tratamento da dor miofascial de cabeça e pescoço. Apenas ensaios clínicos randomizados foram incluídos no estudo. O estudo relatou que houve redução significativa na intensidade da dor na escala visual analógica em grupos que receberam uma cupuntura. Eles concluíram que uma cupuntura pode ser um método eficaz e seguro para aliviar a dor miofascial persistente de cabeça e pescoço.

- **Franklin Teixeira de Salles- Neto, Janice Simpson de Paula, Camila Megale Almeida- Leite (2020)** conduziram um ensaio clínico randomizado para avaliar a eficácia da acupuntura na melhora da dor, função mandibular e qualidade de vida relacionada à saúde bucal em mulheres com dor miofascial mastigatória, onde 36 pacientes diagnosticadas com dor miofascial mastigatória foram escolhidas de acordo com os critérios do RDC-TMD e divididas em 2 grupos, grupo controle (placebo) e grupos de tratamento com acupuntura. O tratamento foi realizado semanalmente por 5 semanas e a dor, função mandibular e qualidade de vida relacionada à saúde bucal foram avaliadas uma semana antes do tratamento e uma semana depois. Os resultados mostraram uma redução significativa da dor ($p < 0,01$), o que não foi observado no grupo controle e também mostraram melhora significativa na função mandibular e na qualidade de vida relacionada à saúde bucal.

- **Maria LB Gil et.al (2020)** conduziram um estudo clínico cruzado para avaliar a eficácia da regulação energética com acupuntura em ocorrências clínicas em cirurgias de 3º molar impactado . Sua metodologia envolveu um tamanho de amostra de 22 pacientes com 3º molar impactado em posição simétrica. O grupo de teste foi realizado com regulação energética real e o controle com acupuntura sem regulação energética. O fluxo de energia foi medido usando o método Ryodoraku . Os resultados concluíram que a regulação energética com acupuntura real foi eficaz na redução do edema pós-operatório e sangramento intraoperatório .

- **Tanvi R Balwani e Surekha Godbole Dubey (2021)** declararam a eficácia da estimulação de microcorrente em 2 pontos de acupuntura, ou seja, pontos yintang e xamã para controlar o nível de ansiedade entre os pacientes. Eles provaram que a acupuntura e a acupressão que foram realizadas em ambos os pontos de acupuntura diminuíram eficientemente a ansiedade antes do tratamento odontológico. Também melhorou a eficácia do tratamento e economizou tempo do clínico. A caneta de acupuntura a laser usada para estimular os pontos de acupuntura também provou ser eficaz.

- **ACUPRESSÃO**

- **Ren Xianyun DDS (1997)** sugeriu pressionar 2 cavernas chinesas/cavernas de acupuntura como uma alternativa para reduzir o reflexo de engasgo. O procedimento envolveu a aplicação de pressão com o dedo na área côncava esquerda e direita no aspecto medial do antebraço (Ponto Neiguan) e na área côncava entre o 1º e o 2º ossos metacarpais (Caverna Hegu) com o polegar por até 5-20 mm até que o paciente pudesse sentir dor /dormência. Então a impressão foi feita sem engasgo .

- **Amorgpong Vachirammon e Wendy C wang (2002)** declararam que Chen Jang (REN.24) é um ponto de acupressão eficaz para controlar o reflexo de vômito durante procedimentos de impressão. O ponto Chen Jang está situado no sulco mentolabial horizontal aproximadamente a meio caminho entre o queixo e o lábio inferior. A técnica envolveu aplicar uma leve pressão dos dedos com os dedos indicadores e aumentar progressivamente a pressão dos dedos até que o paciente sentisse uma sensação de desconforto. Então foi instruído a iniciar o procedimento pelo menos 5 minutos antes da impressão e continuar durante todo o procedimento de impressão e ser encerrado somente após a impressão ter sido removida da boca do paciente . Essa pressão pode ser aplicada pelo paciente, assistente de dentista ou dentista.

- **Shaoqing Wang et.al (2014)** realizaram um estudo envolvendo uma pressão uricular para avaliar a melhora na qualidade de vida em pacientes diabéticos com doenças renais crônicas. Onde os resultados do estudo mostraram inclinação positiva em direção à eficácia da acupressão na melhoria da qualidade de vida. Eles também sugeriram requisitos de mais pesquisas qualitativas e quantitativas para confirmar a eficácia da acupressão autogerida.

- **Guowen Yang et.al (2017)** conduziram um estudo piloto para demonstrar o potencial da terapia de acupressão auricular (AAT) para xerostomia em pacientes em hemodiálise. O estudo envolveu o recrutamento de 29 indivíduos, dos quais 10 homens e 18 mulheres. Após 4 semanas de intervenção da terapia de acupressão auricular, a pontuação do inventário de xerostomia somada (SXI) foi diminuída em comparação com a linha de base ($p<0,05$) e a pressão arterial, os parâmetros bioquímicos não mostraram alterações significativas, portanto, este estudo forneceu evidências suficientes de que a acupressão auricular pode ser eficaz na redução da intensidade da xerostomia para pacientes em hemodiálise.

- **AYURVEDA**

- **Marina Xavier Pisani (2010)** conduziu um estudo que avaliou resinas acrílicas termopolimerizadas e polimerizadas por micro-ondas, após imersão em água, soluções de hipoclorito a 1% e ricinus communis diariamente por 10 min até 120 dias e então verificou quaisquer alterações em suas propriedades, como dureza, mudança de cor, rugosidade e resistência à flexão, realizando testes para as mesmas. Os resultados concluíram que tanto as soluções de hipoclorito de sódio quanto as de ricinus communis causaram alterações nas propriedades analisadas, mas essas alterações estavam dentro dos limites aceitáveis.

- **Gaurav Gupta et.al (2012)** forneceu uma ampla visão geral de várias categorias de medicamentos como adstringentes em medicamentos convencionais e ayurvédicos para pacientes e tratamentos odontológicos. Métodos químico - mecânicos foram descritos na literatura para atingir a exposição da linha de chegada e criar um ambiente aceitável para materiais de impressão. Eles também enumeraram vários medicamentos yurvédicos com propriedades adstringentes, incluindo mirra para apertar as gengivas, curar e também para úlceras na boca; uma loe vera que era útil para o tratamento de gengivite e periodontite e também tinha propriedades antifúngicas que ajudavam na estomatite de dentadura; o regon que possuía propriedades de limpeza, sálvia que ajudava no aperto das gengivas e aliviava a boca dolorida, casca de carvalho branco, água salgada, ácido cítrico melhorou a recolocação gengival após a cirurgia de retalho.

- **Nilest Arjun Torwane (2014)** conduziu esta revisão baseada em evidências científicas que é focada principalmente no possível papel de um yurveda no tratamento de vários distúrbios orofaciais . Eles declararam que muitas plantas herbais yurvédicas possuíam atividades antimicrobianas, anti-inflamatórias, analgésicas e antialérgicas quando rastreadas de acordo com os parâmetros modernos. Eles também encorajaram um maior número de ensaios clínicos a serem conduzidos para avaliar a eficácia, bem como a toxicidade de medicamentos fitoterápicos. Ele também enfatizou os benefícios da integração do Ayurveda com a odontologia moderna, onde os dentistas seriam encorajados a usar remédios naturais em vários tratamentos de saúde bucal que tornariam indefinidamente a odontologia muito mais segura, acessível e mais acessível para os grupos socioeconômicos mais baixos da sociedade.

- **Roopali Gupta (2015)** por meio de sua revisão de literatura, enfatizou o importante papel desempenhado pela medicina ayurvédica no campo da odontologia. Muitas ervas eram preferidas para serem usadas no campo da odontologia na forma de medicamentos, enxaguatórios bucais, antifúngicos que eram padronizados de acordo com as diretrizes da OMS. Eles também declararam que todos os fitoquímicos naturais desempenham um papel alternativo aos antibióticos e também auxiliam na cura de infecções orais e, portanto, melhoram a imunidade. Eles enfatizaram a importância de conduzir mais ensaios clínicos randomizados para validar o uso de estratégias terapêuticas tradicionais no campo odontológico.

- **Suryakanth C. Deogade e Sonalika Ghate (2015)** discutiram a eficácia da curcumina na manutenção da saúde bucal em geral. A curcumina (di feruloyl methan) é um polifenol derivado da planta curcuma longa, comumente conhecida como açafrão, que é uma erva conhecida por suas altas propriedades medicinais. Dizia-se que tinha várias propriedades terapêuticas, como anti-inflamatória, antioxidante, antimicrobiana, hepatoprotetora, imunoestimulante, antisséptica, antiangiogênica, apoptótica e antimutagênica. Todas essas propriedades eram muito importantes e usadas na prática odontológica, especialmente no tratamento de doenças periodontais e cânceres envolvendo a região da cabeça e pescoço e a cavidade oral. Também foi usado como irrigante subgengival em preparações difíceis em diferentes dosagens e também atuou como um componente do sistema de administração local de medicamentos.

- **R Sushma et.al (2017)** conduziu um estudo para avaliar as propriedades antifúngicas do triphala churna sobre os materiais de base de dentadura de cura a quente em comparação ao gluconato de clorexidina, em que o tamanho da amostra foi dividido aleatoriamente em 2 grupos. O primeiro grupo foi instruído a limpar as dentaduras usando algodão embebido em clorexidina e o grupo 2 - limpeza com triphala churna . Mais tarde, um cotonete de base foi coletado para colônias de cândida. Os resultados não mostraram nenhuma diferença significativa entre os 2 meridianos, o que significa que as ervas medicinais foram igualmente eficientes quando usadas como limpadores de dentaduras . Triphala teve melhor propriedade antifúngica em materiais de base de dentadura de cura a quente e outras vantagens sendo fácil disponibilidade e custo-efetividade.

- **Dikshita Ray Barua, Jayprakash Mugur-Mugur Basavanna e Rana Kalappattil Verghese (2017)** conduziram um estudo testando a eficácia do extrato de nim e 3 agentes antimicrobianos incorporados ao condicionador de tecido na inibição do crescimento de candida albicans e streptococcus mutans . Sua metodologia envolveu cepas padrão de candida albicans e streptococcus mutans que foram inoculadas em caldo Sabouraud Dextrose e caldo Mitis-Salivarius-Bacitracina, respectivamente incubados a 37°C. O condicionador de tecido (Viscogel) foi misturado com duas concentrações diferentes de cetoconazol, nistatina e diacetato de clorexidina (5%, 10% p/p) e extrato de folha de nim (7,5% p/p e 15% p/p) e o grupo controle (condicionador de tecido simples) foi colocado em placa de ágar perfurada (diâmetro de 6 mm) inoculada com candida albicans e streptococcus mutans. Eles descobriram que o extrato de folhas de nim exibia um potencial considerável para ser um agente antimicrobiano eficaz contra candida albicans e streptococcus mutans. Quando comparado à clorexidina e outros agentes antifúngicos como cetoconazol e nistatina. Portanto, os extratos de nim, devido aos seus enormes benefícios, podem ser usados como tratamento de escolha, incorporando-os em condicionadores de tecido em caso de estomatite de dentadura.

- **Diane Heidrich, PhD et.al (2018)** afirmou que nenhum dos líquidos (Ricinus, óleo de rícino e própolis) usados no estudo alterou a microdureza, mas todos os naturais e 1% de hipoclorito de sódio (controle) alteraram a cor e a rugosidade após imersão de espécimes de resina acrílica incolor e rosa nesses agentes. Em relação às alterações de cor de resinas acrílicas (espécime incolor), foi descoberto que 8% de óleo de alecrim causou mudança de cor semelhante à da água, mas comparativamente menos mudança de cor do que 2% de óleo de rícino e 1% de Naocl . Também foi observado que não houve crescimento de colônias de levedura após imersão em óleo de alecrim, extrato glicólico de própolis e 1% de Naocl. Portanto, os autores concluíram que 8% de óleo de alecrim tem bom potencial para ser usado como desinfetante de resina acrílica.

- **Acharya Balkrishna e outros (2019)** conduziu um estudo para investigar o potencial anti-inflamatório e antinociceptivo de ' Peedantak Vati ', que é uma formulação ayurvédica poliherbal, que era regularmente prescrita por praticantes ayurvédicos para distúrbios inflamatórios e dores nas articulações, como distúrbios temporomandibulares, etc., usando métodos in vitro e in vivo. As descobertas do estudo sugeriram fortemente que as formulações ayurvédicas poliherbal possuem propriedades antiinflamatórias e analgésicas notáveis, fornecendo alternativas potentes para medicamentos alopáticos atualmente disponíveis, como AINEs .

- **Kshama Gupta e Prasad Mamidi (2019)** apresentaram um relato de caso que incluiu pacientes com síndrome de Sjogren associada à artrite reumatoide e receberam tratamento ayurvédico. Após fazer o diagnóstico de Amavata (síndrome de Sjogren), os pacientes receberam 'Ama paachna ' (tratamento para retificar Ama dosha) e para Trishna (xerostomia) Praashmana (medicamento que controla a sede excessiva) foi administrado. Antes do início do tratamento, todos os medicamentos modernos, como esteroides, anti-inflamatórios não esteroides , laxantes, anti-hipertensivos e suplementação de cálcio foram interrompidos. Para a parte do tratamento, água morna fortificada com gengibre seco foi administrada por 2 semanas aos pacientes para controlar a xerostomia e obteve alívio dos sintomas de artralgia. Mais tarde, foi tratado com Panchatikta grihitam (10ml de ghee duas vezes ao dia antes das refeições com água quente). Os pacientes mostraram boa melhora em olhos secos, boca seca, tosse etc. O estudo concluiu que o tratamento ayurvédico deu um resultado promissor no tratamento da síndrome de Sjogren e complicações relacionadas.

- **Polismita Ojah et.al (2021) conduziram um estudo experimental in vitro para testar a eficácia** anti -cândida de triphala , a loe vera, neem e limpador de dentadura em resina acrílica polimerizada a quente. Eles dividiram os indivíduos em 4 grupos diferentes e receberam qualquer uma das medidas de limpeza, cada uma sendo grupo limpador de dentadura, grupo neem , grupo triphala e grupo a loe vera. Após o estudo, eles descobriram a eficácia desses agentes na redução do crescimento de cândida, em que o limpador de dentadura foi o primeiro , seguido por neem , triphala e, por último, a loe vera. Eles também declararam que os resultados foram estatisticamente insignificantes entre o limpador de dentadura e o neem, ou seja, ambos foram igualmente eficazes na eliminação de cândida. O uso regular de limpadores de dentaduras disponíveis comercialmente tinha desvantagens e frequentemente causava degradação de dentaduras acrílicas e, após ingestão, causava queimaduras no esôfago, edema grave da epiglote, faringe e ulceração gastrointestinal . Portanto, no estudo atual, produtos naturais foram usados e preferidos. Portanto, eles eram atóxicos, baratos, fáceis de usar e prontamente disponíveis. É devido a essas vantagens que um yurveda representa a melhor alternativa aos atuais agentes de limpeza de dentaduras em comprimidos.

- **HIPNOTERAPIA**

- **Bernard S Jacobson (1968)** sugeriu o uso de hipnose médica como um complemento eficaz aos tratamentos de próteses parciais fixas em 3 pacientes. Ele enfatizou a importância da força do ego do paciente que determinava a eficiência das sessões de hipnoterapia . O estudo relatou que 3 pacientes cuja necessidade era prótese dentária fixa, mas a ansiedade dentária era comum entre os 3, foram tratados primeiro com hipnose antes de iniciar o tratamento. O autor concluiu que houve uma quantidade significativa de redução na ansiedade pós-hipnoterapia e o tratamento protético foi realizado sem dificuldade. Ele também relatou redução significativa na produção de saliva em um paciente hipersalivatório.

- **Conny e Tedesco (1983)** descreveram uma abordagem da hipnoterapia que é chamada de método de toque temporal para controlar o reflexo de deglutição. Ele descreveu o método de toque temporal em que a estimulação digital da sutura temporoparietal é feita junto com a terapia de sugestão .

- **Stephen Eitner, Manfried Wichmann e Stefan Holst (2006)** descreveram um conceito de tratamento odontológico recentemente desenvolvido para pacientes com um reflexo gag distinto, chamado Hipnopunctura (combinação de hipnose e acupuntura). Essa combinação influenciou aspectos psicológicos e fisiológicos do reflexo gag sem quaisquer efeitos colaterais negativos. O tratamento começou com a aplicação de hipnoterapia com indução rápida e alongamento dos dedos. Uma vez que os níveis de ansiedade reduziram, a sessão de acupuntura foi realizada nos pontos Chen-Jong REN -24 e Neiguan (p6). Após o tratamento, observou-se que houve redução significativa no reflexo gag, o que não foi o caso quando apenas uma modalidade de tratamento única foi usada. Os autores concluíram que a terapia combinada de hipnose e acupuntura foi mais eficaz e pode ser considerada uma opção viável para tratamentos de emergência em odontologia.

- **A Holden (2012)** discutiu a maneira como a hipnose pode ser usada para o benefício do paciente na prática odontológica. Neste artigo, o autor teve como objetivo explorar o que é hipnose e suas aplicações na odontologia e também forneceu breves insights sobre como esses conceitos hipnóticos podem ser usados em tratamentos odontológicos do dia a dia. Ele também afirmou a importância dos dentistas em aprender e treinar na arte da hipnoterapia em vez de consulta, isso poderia desenvolver melhor relacionamento com o paciente. Ele também sugeriu a importância de aprender linguagens hipnóticas básicas, como indução hipnótica, terapia de sugestão. Ele sugeriu a hipnoterapia como uma terapia benigna maravilhosa e que com treinamento correto e seleção correta do paciente poderia comprar muito valor agregado à prática profissional e conjunto de habilidades.

- **Mark Griffiths (2014)** conduziu um estudo para apresentar uma visão geral da ansiedade odontológica de um paciente e sugeriu uma abordagem pragmática para superá-la. Foi realizada uma comparação do estado consciente, alerta e hipnose com sedação com óxido nitroso . Foi observado que no estado hipnótico, as leituras do eletroencefalograma tinham ritmo dominante (10 Hz), aumentando assim sua eficácia. Ele também afirmou a importância da prática da hipnoterapia pelo dentista para aumentar o relacionamento com o paciente e também suas vantagens e desvantagens. O autor concluiu que o papel da hipnose no tratamento da ansiedade odontológica dependia muito do comprometimento e interesse do clínico individual e, diferentemente da anestesia local, a hipnose pode não ser universalmente aplicável ou eficaz, mas pode ser extremamente satisfatória para o paciente e para o profissional.

- **Nicola Allison (2015)** relatou que a hipnose é uma ferramenta poderosa e benigna na odontologia que pode fornecer sedação eficaz, ao mesmo tempo em que deixa o paciente em controle total e também enfatizou muitos usos dentro do campo odontológico, variando de simples relaxamento de pacientes ansiosos a analgesia completa para cirurgia. Ela sugeriu a hipnoterapia como um tratamento único e também como uma terapia combinada que é usando métodos atuais de sedação e anestesia. A autora encorajou os dentistas a melhorar o conhecimento em hipnodontia e terapias de sugestão.

- **Yuqing Zhang (2015)** conduziu uma revisão sistemática e meta-análise para avaliar a eficácia da hipnose/terapia de relaxamento em comparação com nenhum tratamento e tratamento mínimo em pacientes com distúrbios temporomandibulares. Sua metodologia incluiu um ensaio clínico randomizado controlado onde os pesquisadores randomizaram pacientes com distúrbios temporomandibulares para um braço de intervenção recebendo hipnose, treinamento de relaxamento/terapia de hiporrelaxamento e um grupo de controle recebendo nenhuma terapia. Uma revisão sistemática foi conduzida posteriormente que declarou que a hipnose ou terapia de relaxamento pode ter um efeito benéfico na dor máxima e na abertura máxima ativa da boca, mas não na dor e no limiar de dor por pressão **.**

- **Ulrike Halsband e Thomas Gerhard Wolf (2015)** declararam que pessoas que sofrem de fobia odontológica específica, um medo desproporcional de procedimentos odontológicos, apresentaram sintomas psicológicos e fisiológicos que tornavam os tratamentos odontológicos praticamente difíceis/impossíveis. Portanto, eles sugeriram o uso da hipnose como um método alternativo em vez de sedação/ anestesia geral , uma vez que a medicação é frequentemente associada a efeitos colaterais. Seu principal foco de estudo foi abordar os efeitos da breve hipnose odontológica nas estruturas de processamento do medo do cérebro em fobias odontológicas usando imagens de ressonância magnética . Na observação, eles descobriram que a amígdala esquerda, o hipocampo bilateral foi afetado pela condição de medo , e o mesmo poderia ser reduzido pela aplicação da hipnoterapia.

- **Lisa J. Heaton (2018)** O principal objetivo deste estudo foi revisar sistematicamente e realizar meta-análise sobre o papel das intervenções não farmacológicas para reduzir o sofrimento mental em pacientes submetidos a procedimentos odontológicos. Os critérios de seleção incluíram todos os ensaios clínicos randomizados que adicionaram o efeito de intervenções não farmacológicas (terapia de relaxamento, hipnose, música) em resultados primários e secundários de desejos mentais, ansiedade, intensidade da dor e uso de analgésicos em pacientes adultos submetidos a tratamento odontológico. Os autores declararam que os tratamentos não farmacológicos apresentaram resultados estatisticamente significativos com intervalos de confiança de 95% e maior tamanho de efeito com valor de P menor que 0,01. O autor deu ênfase à hipnose, um dos métodos não farmacológicos, que demonstrou o maior tamanho de efeito .

- **Eun S. Park, Hyeon W. Yim, Kang S Lee (2018)** conduziram ensaios clínicos randomizados onde seu principal objetivo era determinar se a terapia de relaxamento muscular progressivo poderia reduzir a ansiedade odontológica. Este ensaio incluiu 68 pacientes com escores de ansiedade odontológica <13 que foram aleatoriamente designados para grupos de controle e intervenção. Os grupos de intervenção receberam terapia de relaxamento muscular progressivo por 20 minutos, onde os pacientes foram solicitados a ouvir uma voz transmitida por meio de um fone de ouvido reproduzindo uma gravação do script de terapia de relaxamento muscular progressivo . Durante a gravação, os pacientes foram solicitados a fechar os olhos, respirar profundamente e imaginar um cenário tranquilo . Eles foram solicitados a tensionar e relaxar progressivamente diferentes grupos musculares em todo o corpo . Foi comprovado que isso desenvolve a consciência muscular e dá aos pacientes a capacidade de diferenciar entre músculos tensos e relaxados. Houve uma queda significativa nos níveis de ansiedade após a sessão. Os autores concluíram que uma administração de terapia de relaxamento muscular progressivo ao longo de 3-4 sessões aliviou efetivamente o estresse e a ansiedade odontológica nesses pacientes.

- **Rosa De Stefano (2019)** destacou a importância do conhecimento sobre o medo odontológico/odontofobia e também afirmou o dever do dentista de identificá-lo e administrá-lo como a maneira mais adequada. De acordo com estimativas da OMS, acredita-se que afeta cerca de 15-20% da população. A odontofobia tende a adiar o tratamento, apegando-se a caminhos mais fáceis, como tomar medicamentos . Portanto, piorando o problema. Os autores destacaram a importância e a eficácia do uso da hipnoterapia, que provou ter melhores resultados, se praticada com cuidado, do que outras técnicas de relaxamento. Foi aconselhável sempre encaminhar pacientes com odontofobia grave a um psicólogo ou psicoterapeuta antes de prosseguir com o tratamento.

- **HOMEOPATIA**

- **Sham S Bhat, Sharan Sargod e Dilip George (2005)** relataram vários benefícios dos medicamentos ayurvédicos, como beladona, heparina sulph , Merc sol30, gelsimum , hypericum, própolis, Fragaria, kerasote -Q , Ledum, borax 30-200, chamomilla etc em vários tratamentos terapêuticos odontológicos, ou seja, abscesso dentário, sangramento, dor de dente , ansiedade, trauma dentário, úlceras na boca, cáries dentárias, sapinhos etc. Os autores enfatizaram a importância de mais pesquisas sobre o uso da medicina homeopática como um complemento em terapias odontológicas de rotina, a fim de prevenir alguns dos efeitos colaterais e, assim, melhorar a satisfação geral do paciente com o tratamento.

- **RT Mathie e Farrier (2007)** conduziram um estudo piloto de coleta de dados sobre os resultados da prescrição homeopática na prática odontológica, no qual 14 dentistas homeopatas coletaram dados de resultados clínicos ao longo de um período de 6 meses em seu ambiente de prática. Os resultados do estudo indicaram que um total de 726 condições de pacientes individuais foram tratadas. O acompanhamento de cerca de 426 casos mostrou resultados positivos. Os resultados fortemente positivos foram alcançados no tratamento frequente de condições de pericoronarite, abscesso periodontal, infecção periodontal, dor de dente com cárie.

- **CK Raak, A Bussing, T Ostermann (2009)** conduziram uma revisão sistemática de remédios e indicações do uso do Hypericum Perforatum homeopático (erva de São João) na prática odontológica. Após revisar sistematicamente a literatura, o autor descobriu que o hypericum era o remédio homeopático mais comumente mencionado para dor , onde 8 citações foram encontradas sobre seu uso no tratamento da dor em si. Ele também mencionou outros usos do hypericum, em particular para traumas de trituração e também para condições de dor neuropática.

3.MEDICINA COMPLEMENTAR E ALTERNATIVA

Medicina Complementar e Alternativa (MCA) representa um grupo de diversos sistemas, práticas e produtos médicos e de assistência médica que não são considerados parte da medicina convencional. [76] O National Institutes of Health (NIH) estabeleceu o National Center for Complementary and Alternative Medicine (NCCAM) para fornecer liderança ao público em relação ao uso da MCA. [77]

Tipos de Medicina Complementar e Alternativa

Cientistas aprendem sobre terapias CAM todos os dias, mas ainda há mais a aprender. Algumas das terapias listadas abaixo ainda precisam de mais pesquisas para provar que podem ser úteis. As pessoas podem usar o termo "natural", "holístico", "remédio caseiro" ou "medicina oriental" para se referir à CAM. No entanto, os especialistas geralmente usam cinco categorias para descrevê-la. Elas estão listadas abaixo com exemplos para cada uma.

Terapias Mente-Corpo

Elas combinam foco mental, respiração e movimentos corporais para ajudar a relaxar o corpo e a mente. Alguns exemplos são:

- **Meditação** : Respiração concentrada ou repetição de palavras ou frases para acalmar a mente.
- **Biofeedback** : Usando máquinas simples, o paciente aprende como afetar certas funções do corpo que normalmente estão fora de sua consciência (como a frequência cardíaca).
- **Hipnose** : Um estado de atenção relaxada e focada no qual uma pessoa se concentra em um certo sentimento, ideia ou sugestão para auxiliar na cura.
- **Yoga** : Sistemas de alongamentos e posturas, com atenção especial à respiração.
- **Tai Chi** : envolve movimentos lentos e suaves, com foco na respiração e na concentração.
- **Imaginação** : imaginar cenas, imagens ou experiências para ajudar o corpo a se curar.
- **Saídas criativas** : Interesses como arte, música ou dança.

Práticas baseadas na biologia

Este tipo de CAM usa coisas encontradas na natureza. Alguns exemplos são:

1. Vitaminas e suplementos alimentares.
2. Botânicos, que são plantas ou partes de plantas. Um tipo é a cannabis.
3. Ervas e especiarias como açafrão ou canela.
4. Alimentos ou dietas especiais.

Práticas Manipulativas e Corporais

Elas são baseadas no trabalho com uma ou mais partes do corpo. Alguns exemplos são:

- **Massagem** : Os tecidos moles do corpo são amassados, esfregados, batidos e acariciados.
- **Terapia quiroprática** : Um tipo de manipulação da coluna, articulações e sistema esquelético.
- **Reflexologia** : Utilização de pontos de pressão nas mãos ou nos pés para afetar outras partes do corpo.

Sistemas médicos completos

Esses são sistemas e crenças de cura que evoluíram ao longo do tempo em diferentes culturas e partes do mundo.

Alguns exemplos são:

Medicina ayurvédica : um sistema da Índia cujo objetivo é limpar o corpo e restaurar o equilíbrio do corpo, da mente e do espírito.

Terapia de Biocampo

A terapia de biocampo, às vezes chamada de medicina energética, envolve a crença de que o corpo tem campos de energia que podem ser usados para cura e bem-estar. Os terapeutas usam pressão ou movem o corpo colocando suas mãos dentro ou através desses campos.

Alguns exemplos são:

Reiki : Equilíbrio energético à distância ou colocando as mãos sobre ou perto do paciente

Toque terapêutico : movimento das mãos sobre os campos energéticos do corpo.

A medicina ayurvédica e a MTC dependem , em grande medida, do uso de prescrições precisas baseadas em plantas para o tratamento de distúrbios específicos. A medicina ocidental, em contraste, abandonou amplamente os medicamentos baseados em extratos de plantas em favor do uso de produtos químicos isolados ou sintéticos. Há agora uma tendência para o uso dessas abordagens mais antigas devido a algumas das reações adversas graves relatadas com o uso de alguns medicamentos ocidentais, como defeitos congênitos associados à talidomida.

Medicamentos à base de plantas, no entanto, podem ser tão tóxicos quanto medicamentos sintéticos se usados de forma inadequada. Em uma série de 5 artigos, Goldstein sugere que a odontologia não convencional ou alternativa é análoga e conceitualmente inseparável da medicina não convencional ou alternativa. Ele sugere que os dentistas devem aprender sobre esses procedimentos em termos de evidências de eficácia e segurança. Os dentistas devem aceitar e abranger avanços baseados na ciência e rejeitar métodos não comprovados ou refutados. Tratamentos não convencionais selecionados podem ser incorporados à odontologia convencional em certos pacientes para propósitos específicos que serão benéficos para o paciente

Do lado do paciente, a demanda por terapias alternativas aumenta com condições crônicas, quando a medicina convencional não pode oferecer um tratamento satisfatório ou quando ela apenas fornece alívio sintomático. [78,79] Isso foi descoberto como verdadeiro para condições médicas gerais, como dor nas costas ou asma. [80] Curiosamente, para problemas de saúde bucal ou dentária, os pacientes buscam abordagens de CAM em condições agudas (por exemplo, dor de dente ou cárie dentária; menos distúrbio da articulação temporomandibular, doença periodontal ou boca seca). Cerca de 10% dos pacientes odontológicos usam produtos tópicos orais à base de ervas ou naturais; óleo de melaleuca e cravo são os produtos mais comumente aplicados .

Técnicas mente-corpo também podem desempenhar um papel importante para pacientes lidando com ansiedade de tratamento odontológico. Apesar do fato de frequentemente faltarem evidências e uma base de pesquisa ausente, há uma grande demanda por CAM dentro da população.

No entanto, para o campo bastante conservador da odontologia, não há relatórios científicos sobre aplicações de CAM recomendadas por dentistas e nenhuma revisão sistemática sobre a utilidade das abordagens de CAM na odontologia − embora várias declarações anedóticas indiquem que a CAM é, no entanto, endossada por dentistas. Há uma lacuna óbvia entre a falta de evidências científicas para a maioria das abordagens de CAM na odontologia e seu uso na rotina clínica.

TIPOS DE TERAPIAS ALTERNATIVAS

Existem muitas terapias alternativas que podem ser usadas na odontologia, mas algumas delas que podem ser usadas na Prótese Dentária são Acupuntura, Acupressão, Homeopatia, Ayurveda e Hipnose. [81]

4.ACUPUNTURA

História

A acupuntura é uma antiga terapia médica chinesa e do Extremo Oriente que é praticada há milhares de anos, mas foi descrita formalmente pela primeira vez pelo Imperador Amarelo Hung Ti, em 2.600 a.C., no livro de medicina do Imperador Amarelo.

Acupuntura é definida como 'a inserção de uma agulha sólida em qualquer parte do corpo humano para prevenção de doenças, terapia ou manutenção da saúde'. Agulhas são inseridas através da pele em vários locais, às vezes remotos do problema; uma variação disso é a acupuntura dc ponto-gatilho, quando agulhas são usadas para relaxar fibras musculares irritadas.

Nos últimos anos, o interesse pela acupuntura (針灸 Zhen Jiŭ) na odontologia aumentou pelo menos em parte devido aos resultados publicados de sua eficácia. No entanto, a literatura não é extensa e os resultados variam consideravelmente: de nenhum efeito a melhora significativa. [81]

DEFINIÇÃO E TIPOS

Acupuntura (針灸 Zhen Jiŭ) é uma técnica médica na qual agulhas são inseridas na pele e tecidos subjacentes. Uma ou mais pequenas agulhas de metal são inseridas em pontos precisos ao longo de 12 meridianos (caminhos) no corpo, através dos quais se acredita que a força vital (qi) flui, a fim de restaurar o equilíbrio yin-yang e tratar doenças causadas pelo desequilíbrio yin-yang.

Praticantes da medicina tradicional chinesa acreditam no fluxo de energia. Essa energia, chamada Qi, circula pelo corpo usando caminhos chamados meridianos. Os meridianos correm muito perto da superfície da pele em certas áreas e podem ser acessados por agulhas. Assim como encanamentos, esses canos podem ficar bloqueados ou ir na direção errada, causando problemas de saúde. A inserção de agulhas nesses pontos tem como objetivo ajudar a soltar bloqueios e normalizar o fluxo.

Os chineses descrevem a acupuntura pelo caractere "Chen", que significa literalmente "furar com uma agulha", uma descrição gráfica dessa técnica terapêutica. É um procedimento de tratamento no qual geralmente agulhas de aço, prata ou ouro são inseridas em pontos específicos de acupuntura.

Várias técnicas utilizadas na acupuntura são as seguintes: [81-95]

- Acupuntura corporal tradicional (usa oito princípios de opostos complementares para criar harmonia no corpo. Estes incluem yin/yang, interno/externo, excesso/ deficiência, quente/frio.)

• Acupuntura de microssistemas (針灸 Zhen Jiǔ) como orelha acupuntura (針灸 Zhen Jiǔ)
• Eletroacupuntura (針灸 Zhen Jiǔ)
• Acupuntura de ponto-gatilho (針灸 Zhen Jiǔ)
• Tratamento a laser
• Moxabustão
• Acupressão
• Okibari – estilo japonês

PONTOS E CARACTERÍSTICAS DE ACUPUNTURA

Em geral, a acupuntura (針灸 Zhen Acredita-se que Jiǔ) estimula o sistema nervoso e causa a liberação de moléculas mensageiras neuroquímicas. As mudanças bioquímicas resultantes influenciam os mecanismos homeostáticos do corpo, promovendo assim o bem-estar físico e emocional. A estimulação de certos pontos de acupuntura demonstrou afetar áreas do cérebro que são conhecidas por reduzir a sensibilidade à dor e ao estresse, bem como promover o relaxamento e desativar o cérebro "analítico", que é responsável pela ansiedade.

Acupuntura (針灸 Zhen Os pontos Jiǔ) são basicamente áreas de baixa resistência elétrica. A inserção das agulhas é feita na pele e no músculo. As agulhas usadas na acupuntura são muito pequenas e provavelmente se sente uma leve contração quando a agulha entra. Elas serão inseridas cuidadosamente a 1/2" ou uma polegada de profundidade e permanecerão lá de 45 minutos a uma hora, dependendo da condição do paciente.

Se inserido corretamente, o paciente deve sentir alguma cólica, distensão, sensação elétrica ou formigamento, o que significa que o tratamento está funcionando. Cerca de 70-80% desses pontos de acupuntura são semelhantes aos pontos-gatilho e a maioria dos pontos de acupuntura também são semelhantes aos pontos motores musculares. Existem vários pontos de acupuntura que desempenham seu papel na odontologia, como pontos corporais, pontos-gatilho relevantes e pontos auriculares.

Os pontos gerais são descritos a seguir: [Figura 4.1]

LI.4 Características: Localizado no meio do segundo osso metacarpo no lado radial, é usado como um ponto distal para todas as condições do rosto e é considerado um ponto excelente para dores no rosto e nos dentes.

do Ht7 : Localizado na prega de flexão palmar do punho, radialmente ao tendão do músculo flexor ulnar do punho, é considerado o melhor ponto para relaxar o paciente.

PC.6 Características: Localizado 2 cm proximal à prega de flexão palmar do punho que fica proximal ao osso pisiforme, entre os tendões do músculo longo palmar e o músculo flexor radial do punho e é considerado o melhor ponto a ser usado quando o paciente está sofrendo de vômitos e náuseas

do LR3 : Localizado no dorso do pé entre o primeiro e o segundo metatarsos, aproximadamente 2 cm da margem da membrana interdigital, é considerado um ponto poderoso para relaxar o paciente com ação relaxante sobre os músculos

Gb. 34 Características: Localizado em uma depressão localizada anteroinferiormente à cabeça da fíbula, é usado para relaxamento muscular geral

LI.11 Características: Localizado na extremidade lateral da prega cubital transversa, a meio caminho entre LU5 e o epicôndilo lateral do úmero, é usado para melhorar o sistema imunológico.

TE.3 Características: Este ponto está localizado no sulco formado pelos tendões do quarto e quinto dedos atrás das articulações dos dedos e é indicado em algumas condições relacionadas ao ouvido.

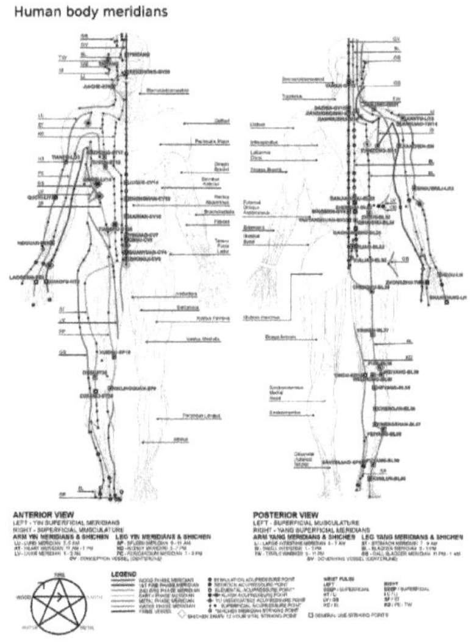

Figura 4.1- Meridianos do corpo humano

Mecanismo de ação

Acupuntura (針灸 Zhen Jiǔ) previne e trata doenças inserindo agulhas muito finas na pele, especificamente nos pontos anatômicos do corpo.

O princípio por trás desse conceito é que as doenças ocorrem porque há um desequilíbrio na sua força vital, também conhecida como Qi. Acredita-se que isso flui em 14 canais no corpo humano, conhecidos como meridianos, que se ramificam para órgãos e funções corporais. Se houver um bloqueio ou obstrução em qualquer um deles, é quando você sucumbe a uma doença ou enfermidade.

O desequilíbrio no Qi pode ir para um lado ou para o outro por causa do Yin e Yang. A pessoa só pode ser normal se houver harmonia entre os dois, que é o que a acupuntura está tentando alcançar. Isso só pode ser restaurado estimulando esses pontos de acupuntura para que seu Qi possa ser ajustado, equilibrado e harmonizado. Além de usar agulhas, os praticantes também usam fricção, calor, impulsos de energia eletromagnética e pressão para estimular esses pontos a fim de equilibrar o movimento de energia no corpo para reduzir a saúde.

O mecanismo usado na Acupuntura basicamente estimula as fibras nervosas mielinizadas nos músculos que ativam o mesencéfalo e a hipófise- hipotálamo via medula espinhal. Os vários neurotransmissores que desempenham papel são Encefalina, b-endorfina, Dinorfina, Serotonina e Noradrenalina. [81]

A inserção de uma agulha em um ponto de acupuntura cria um pequeno processo inflamatório com liberação de neurotransmissores como bradicinina, histamina, etc., e posteriormente estimula as fibras A^{δ} localizado na pele e no músculo. As fibras A^{δ} que terminam na segunda camada do chifre preto inibem as sensações dolorosas recebidas pela liberação de encefalina.

Esta etapa atua como uma etapa de alívio da dor para acupuntura. [89,90] Da segunda camada do corno posterior, a fibra A^{δ} continua até a quinta camada do corno preto, cruza para o lado oposto e ascende pelo trato espinotalâmico até o mesencéfalo, onde o núcleo magno do rafe é estimulado. [96,97]

Usos

Amplas gamas de tratamento são adequadas para acupuntura em odontologia. Em Prostodontia, a acupuntura pode ser usada para o gerenciamento de condições conforme listadas:

- Anestesia Local
- Reflexo de vômito
- Nervosismo ansiedade
- Distúrbios temporomandibulares
- Xerostomia
- Síndrome da boca ardente

Anestesia local

De acordo com a teoria da MTC, a acupuntura local (針灸 Zhen Os pontos Jiŭ) em regiões faciais como ST6 e ST7 e pontos distantes como LI4 podem ser usados para tratar dor dentária. A acupuntura em considerações odontológicas pode não estar envolvida no tratamento da causa da dor dentária, mas atua como um complemento para obter anestesia antes que procedimentos odontológicos sejam realizados. Em alguns países, a acupuntura

(針灸 Zhen Jiŭ) tem sido usado até mesmo para substituir anestesia química antes da cirurgia, pois há alguns pacientes que não conseguem tolerar anestesia regular. Estudos mostraram que o tempo de início da anestesia regional após a administração de cloridrato de prilocaína é de cerca de 2 min.

Um estudo piloto foi conduzido para investigar se o tempo de indução do anestésico local pode ser reduzido se a acupuntura for administrada antes da injeção. [1] Em 1995 e 1999, ensaios clínicos randomizados controlados por placebo conduzidos por Lao et al. relataram que o grupo que recebeu tratamento de acupuntura após a remoção cirúrgica do terceiro molar inferior impactado teve um tempo pós-operatório sem dor significativamente maior em comparação ao grupo placebo. Os indivíduos tratados com acupuntura relataram 181 min de tempo sem dor em comparação com 71 min no grupo placebo. Mais ensaios clínicos randomizados controlados podem ser necessários para verificar o papel da acupuntura (針灸 Zhen Terapia Jiŭ) no tratamento da dor dentária, particularmente na dor pós-operatória.

Reflexo de vômito

Um dos problemas mais desconcertantes encontrados pelo dentista é o gerenciamento e tratamento do paciente quando o engasgo persiste ou se desenvolve após a inserção de novas dentaduras. Após várias tentativas falharem em aliviar o engasgo, a condição do paciente é geralmente considerada psicogênica e ele é dispensado do consultório odontológico. Alguns desses pacientes vão a outros dentistas em busca de ajuda, outros a psiquiatras e outros, considerando-se além da ajuda, simplesmente removem a dentadura ou dentaduras e não procuram mais tratamento.

Nos últimos 8 anos, um estudo foi feito com mais de 100 pacientes que tiveram sérias dificuldades em usar dentaduras por causa de engasgos; como resultado direto deste estudo, pacientes com dentaduras acusados de serem neuróticos agora podem ser tratados com sucesso. Consideração foi dada a pacientes que, por várias semanas ou meses, persistentemente tentaram usar dentaduras completas, mas nunca conseguiram mantê-las na boca por mais do que algumas horas (ou mesmo alguns minutos) sem engasgos violentos.

Todos esses pacientes reclamaram que as dentaduras se estendiam muito para trás na garganta; a maioria deles apontava para a borda palatina da dentadura superior, reclamando que ela era muito longa. A extensão palatina da dentadura foi cuidadosamente examinada e, na maioria dos pacientes, foi determinada corretamente. Quando, por insistência do paciente, o palato da dentadura foi encurtado, o engasgo persistiu; então, o palato foi encurtado ainda mais até que a maior parte da área palatina foi removida. Quando o alívio ainda não foi obtido, a dentadura mandibular foi encurtada posteriormente sem melhora duradoura.

O espaço da língua foi aumentado ao ranger as superfícies linguais dos dentes maxilares e mandibulares e, às vezes, os dentes foram reposicionados para permitir mais espaço para a língua. Os pacientes foram solicitados a mascar chicletes, balas ou pastilhas anestésicas, mas sem sucesso. As dentaduras que ficaram bastante soltas como resultado do número de ajustes foram realinhadas ou reembasadas na esperança de que a sensação confortável das dentaduras na boca pudesse ajudar a minimizar o engasgo. Pelo contrário, o engasgo piorou. A literatura odontológica foi reexaminada em um esforço para encontrar mais sugestões, mas a escassez de material indicou o conhecimento limitado sobre o assunto.

A tendência na literatura tem sido, primeiramente, atribuir o engasgo à estimulação física ou mecânica que surge de dentaduras estendidas demais, dentaduras espessadas, especialmente na área palatina posterior, espaço lingual confinado, dentaduras soltas e gotejamento pós-nasal acompanhado de inflamação da nasofaringe.

Quando estes não são responsáveis, o engasgo é então atribuído a causas psicogênicas, decorrentes de problemas emocionais, distúrbios da menopausa, esforço excessivo no trabalho ou em casa, ou mesmo distúrbios físicos gerais que produzem depressão mental. Todos esses fatores foram considerados no tratamento dos pacientes, com pouco ou nenhum sucesso.

Causas de engasgo

Não há dúvidas de que o engasgo é um dos sintomas quando a altura facial oclusal é muito grande.

Por que ocorre engasgo?

No momento, só podemos conjeturar que quando a dimensão vertical oclusal excede a dimensão vertical de repouso, os músculos elevadores não conseguem mais relaxar normalmente. Eles provavelmente entram em um espasmo que, por sua vez, afeta todos os outros músculos envolvidos na cadeia cinética da deglutição. Muito provavelmente, um espasmo do músculo tensor do palato é responsável pela sensação de que a dentadura maxilar parece se estender muito para trás, porque, ao se contrair, o músculo tensor do palato deprime levemente o palato mole, pressionando-o contra a borda posterior da dentadura. Essa perturbação do comportamento normal desses músculos parece fornecer o estímulo lógico para o reflexo de vômito.

Além do estudo do engasgo em pacientes que já tiveram dentaduras construídas e tiveram dificuldade em usá-las, um estudo adicional foi feito sobre o engasgo que ocorre durante vários procedimentos, como exames intraorais, registro de radiografias intraorais, impressões, etc. Esse engasgo, que é em grande parte psicogênico, às vezes apresenta problemas sérios. A dificuldade em realizar procedimentos intraorais pode resultar em um relacionamento tenso dentista-paciente, bem como na falha em realizar o tratamento adequado.

CONSCIÊNCIA DO ESTÍMULO

No tratamento do engasgo psicogênico, deve-se reconhecer o fato de que o engasgo ocorre apenas quando o paciente está ciente do estímulo. Em outras palavras, o estímulo, real ou imaginário, deve passar pelo córtex do cérebro onde essa percepção ou consciência ocorre. Nesse sentido, não seria uma ação reflexa pura. O engasgo pode ser reduzido em proporção direta à redução da percepção do estímulo. Portanto, se um paciente puder ser forçado a direcionar sua atenção para longe do estímulo, o engasgo pode ser controlado.

Um meio de realizar isso seria o seguinte: peça ao paciente para segurar o pé levantado da base da cadeira. Ele logo se cansará e exigirá mais e mais esforço consciente para manter o pé levantado.

À medida que o paciente fica mais exausto, mais esforço consciente é necessário. Em pouco tempo, o paciente teria alguma dificuldade em manter uma conversa, já que quase todo seu esforço consciente seria direcionado ao seu pé. Neste momento, mas não antes, o procedimento intraoral deve ser tentado. Quanto mais profundamente enraizado o engasgo espontâneo, mais difícil é controlá-lo. Uma vez que o sucesso é obtido com tal técnica, no entanto, o paciente se tornará cada vez mais cooperativo em consultas subsequentes.

O uso de anestésicos tópicos para controlar o engasgo não é tão eficaz quanto se esperaria. Pois, embora a mucosa esteja anestesiada, o paciente está muito ciente do estímulo. Em alguns casos de engasgo psicogênico grave, o anestésico tópico pode até mesmo iniciar a ação por causa da sensação de inchaço da língua e do palato que é produzida.

Uma das demonstrações mais dramáticas e eficazes da capacidade da acupuntura de ajudar pacientes odontológicos é com o gerenciamento do reflexo gag proeminente. Há uma série de métodos para gerenciar o problema, desde distração até sedação intravenosa. No entanto, a acupuntura oferece um método rápido, simples e muito confiável de controlar o reflexo, sem morbidade. Vários locais podem ser utilizados, mas a acupuntura auricular foi relatada como muito bem-sucedida.

Foi demonstrado que a acupuntura causa um aumento na β-endorfina circulante [95] e acelera a síntese de serotonina e noradrenalina. [97] Os opiáceos têm um efeito emético e antiemético. O efeito emético é mediado por receptores δ e o efeito antiemético é mediado por receptores. A betaendorfina tem afinidade para ambos os tipos de receptores, enquanto as encefalinas têm principalmente afinidade para os receptores δ. Foi sugerido que o efeito antiemético da acupuntura é causado pelo aumento do nível de β- endorfinas . Além disso, foi sugerido que a acupuntura pode dessensibilizar zonas de gatilho quimiorreceptoras no cérebro por meio de substâncias neuroquímicas e, portanto, ter um efeito antiemético. [86]

Um local CV 24 (Conception Vessel) na prega labiomental no queixo também é recomendado e pontos do braço (Pericárdio 6) foram relatados como eficazes. Auditoria interna na British Dental Acupuncture Society do CV 24 indica uma taxa de sucesso maior que 80% na facilitação da tomada de impressão [81] (Figura 4.2)

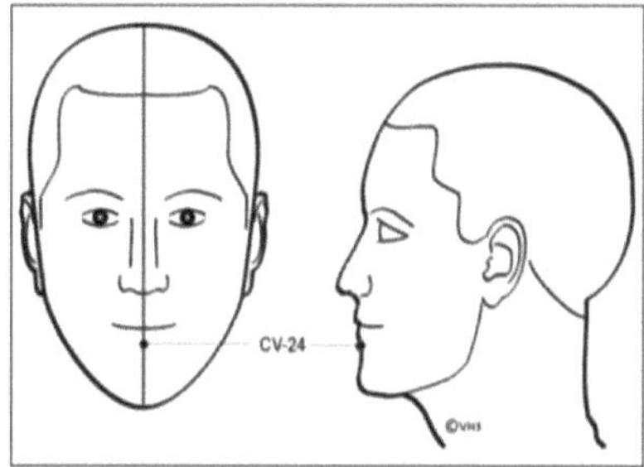

Figura 4.2 – Localização do ponto de acupuntura CV-24

O procedimento envolveu cada paciente tendo uma impressão dentária superior de alginato tirada (ou uma tentativa de ser tirada) antes da acupuntura e uma segunda impressão dentária superior de alginato tirada (ou uma tentativa de ser tirada) após a acupuntura. A acupuntura envolveu a inserção de uma única agulha de acupuntura descartável no ponto de acupuntura CV-24. A agulha foi inserida 0,3-0,5 mm e girada no sentido horário e anti-horário por cinco segundos. Depois disso, a moldeira de impressão foi inserida na boca do paciente e o dentista continuou o procedimento. A agulha foi deixada in situ durante a tomada da segunda impressão de alginato superior e removida após sua conclusão.

Avaliação da gravidade do engasgo

A avaliação do RG foi realizada antes da inserção da agulha de acupuntura usando o Índice de Gravidade de Engasgo (GSI), que avalia a magnitude do reflexo de vômito, e após a acupuntura e a tomada de moldagem dentária usando o Índice de Prevenção de Engasgo (GPI), que avalia a eficácia do tratamento, conforme descrito por Dickinson. [83] (Tabela 4.1)

Ambos os índices são baseados em uma escala descritiva relacionada à gravidade do reflexo de vômito e à capacidade de realizar tratamento odontológico. Eles são classificados em uma escala de I (GR leve) a V (GR grave).

Tabela 4.1 - Gravidade do engasgo relacionada ao tratamento e pontuações de prevenção de engasgo fornecidas em valores médios e medianos e [intervalo] para todo o grupo de pacientes (n = 37).

	GSI before acupuncture	GPI after acupuncture	P-value	Percentage improvement
Stage 1: on insertion of the empty impression tray	3 (1-5) mean 2.9	1 (1-3) mean 1.4	P < 0.0001	52%
Stage 2: on insertion of the loaded impression tray	4 (1-5) mean 3.8	2 (1-5) mean 1.7	P < 0.0001	55%
Stage 3: ability to keep the impression in the mouth until set	4 (1-5) mean 4.1	2 (1-5) mean 2.1	P < 0.0001	51%
Total mean scores	mean 3.6	mean 1.7	P < 0.0001	53%

Tanto o GSI quanto o GPI foram registrados em três estágios do procedimento de coleta de impressões:

1) quando a moldeira vazia foi experimentada na boca;
2) quando a bandeja carregada foi inserida na boca; e
3) após a conclusão da tomada de impressão

Todos os resultados foram registrados no formulário de registro de auditoria. Até onde sabemos, esta é a única escala que avalia a magnitude do GR e a eficácia de um determinado tratamento.

A estimulação de pontos de acupuntura como PC6 Neiguan e CV24 Chengjiang provou reduzir significativamente o reflexo de vômito. Relatórios sugerem que a acupuntura auricular é útil no tratamento de reflexo de vômito grave. [88-94] (Figura 4.3 e 4.4). Os pontos conhecidos por reduzir a ansiedade são: Parte superior interna da orelha (relaxamento), Parte inferior interna da orelha, logo acima de onde o lóbulo se conecta à lateral do rosto (tranquilizante), Parte inferior interna da orelha e perto da parte superior do lóbulo (mestre cerebral).

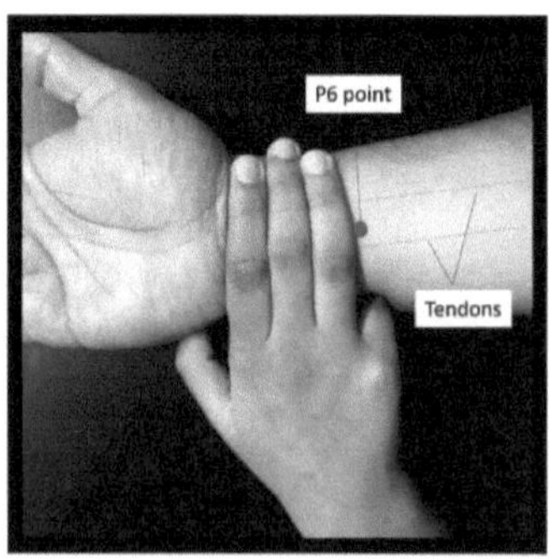

Figura 4.3 – Ponto 6 ou P6 do pericárdio

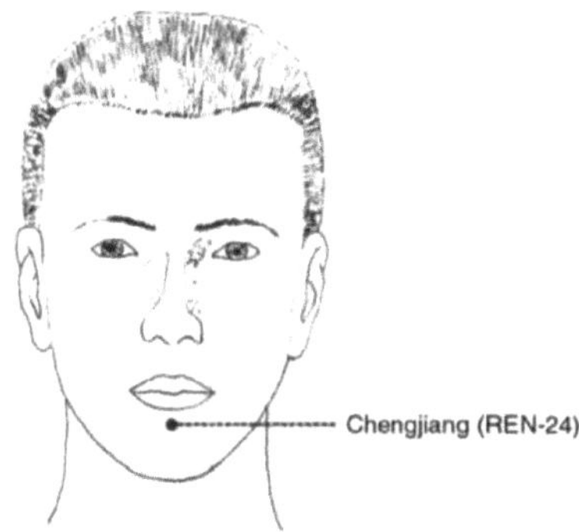

Figura 4.4 – Localização do ponto Chengjang (REN -24), no sulco mentolabial horizontal aproximadamente a meio caminho entre o queixo e o lábio inferior

Nervosismo ou ansiedade

Ansiedade odontológica e distúrbios temporomandibulares (DTM) são problemas comuns encontrados na odontologia e a acupuntura pode ser eficaz no tratamento de ambos os problemas. Ansiedade leve a moderada pode ser tratada com agulhamento no local GV 20, que fica no vértice um pouco posterior ao vértice da cabeça. Quatro agulhas suplementares são frequentemente usadas e pontos adicionais na mão e no pé também podem ser usados [84]. O relaxamento pode começar em dois minutos.

Distúrbios Temporomandibulares

Disfunções temporomandibulares (DTM) podem ser bem tratadas com acupuntura, tanto em casos agudos quanto crônicos. Locais de acupuntura que são locais para o problema, ou seja, dentro da área da cabeça e pescoço, são tipicamente usados, mas, em alguns casos, pontos remotos nas mãos e pés também podem ser usados.

Elas levam à analgesia, uma redução no espasmo muscular e também podem eliminar o estalo da ATM, já que a agulha no músculo pterigóideo lateral pode eliminar o espasmo desses músculos, reduzindo as forças de deslocamento anterior no menisco da articulação. Além disso, como o estresse é tipicamente implicado na DTM, o local observado acima (GV 20) pode ser utilizado para reduzir a ansiedade geral do paciente, ajudando também nos sintomas da DTM. [96,97] (Tabela 4.2)

Tabela 4.2- Pontos de acupuntura recomendados para disfunções temporomandibulares

Table 1. Recommended Acupuncture Points for Temporomandibular Disorders

Acupuncture Point	Location
ST-6 Jiache	One finger width anterior and superior to the lower angle of the mandible, at the prominence of masseter muscle.
ST-7 Xiaguan	Anterior to the ear, with mouth closed, in the depression at the lower border of the zygomatic arch, anterior to the condyloid process of the mandible.
SI-8 Xiaohai	With elbow flexed, in a depression between the olecranon process of the ulna and the medial epicondyle of the humerus.
LI-4 Hegu	On the dorsum of the hand, between the 1st and 2nd metacarpal bones.
BL-10 Tianzhu	1.3 cun lateral to posterior hairline and 0.5 cun above the posterior hairline, in a depression on the lateral aspect of the trapezius muscle.
GB-20 Fengchi	In the depression created between the origins of the Sternocleidomastoid and Trapezius muscles, at the junction of the occipital and nuchal regions.
GV-20 Baihui	7 cun above the midpoint of the posterior hairline, 5 cun above midpoint of anterior hairline, midway on a line connecting the apix of both ears.

BL, bladder; **Cun**, the width of a person's thumb at the knuckle; **GB**, gallbladder; **GV**, Governing Vessel Meridian; LI, large intestine; **ST**, stomach
Source: *Atlas of Acupuncture Points*. http://acupunturabrasil.org/2011/arquivo/Biblioteca/Acupuntura/Acupuncture%20Acuchartbook22.pdf

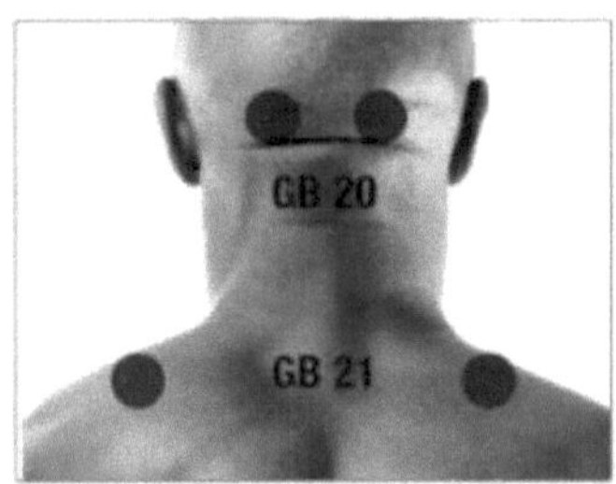

Figura 4.5- Os pontos GB 20 , GB21

Lei Deitrich et al realizaram um estudo de caso baseado em evidências (O paciente teve contatos prematuros nos dentes anteriores e interferência oclusal no movimento lateral direito (LR). Dor intensa foi relatada nos músculos masseter, temporal, trapézio e esternocleidomastoideo bilateralmente durante o exame de palpação, bem como limitação na abertura da boca, dor na mastigação, especialmente alimentos de consistência mais dura. O paciente também relatou estar sob estresse devido à rotina diária de estudos e ao trabalho noturno.

O questionário RDC/TMD (Eixo II)13 foi aplicado para confirmar o diagnóstico de DTM. De acordo com a DTM (RDC/TMD), o paciente foi diagnosticado com distúrbios musculares com dor miofascial e abertura bucal limitada, onde a dor estava diretamente relacionada aos músculos mastigatórios e cervicais. Cinco sessões de acupuntura (uma sessão por semana — 10 minutos) foram propostas ao paciente para minimizar a sintomatologia dolorosa. Os pontos utilizados foram: ST6, ST7, SI19, TE21, Yintang , TPs, GV20, LI4, SI3, GB34, GB20 e ST36.

Para avaliação da atividade muscular antes e após o tratamento, o paciente foi submetido ao exame de eletromiografia (EMG). [96] O manipulador utilizou o EMG030204/06U (EMG System do Brasil Ltda) com quatro canais, resolução de 14 bits na aquisição do sinal e isolamento elétrico de 5.000 volts. O software (EMG System do Brasil —www.emgsystem.com.br) foi utilizado para avaliação. A pele foi limpa com algodão e álcool 70% antes da aquisição do sinal. Eletrodos bipolares descartáveis Ag/AgCl de 1 cm, de formato circular, foram conectados ao pré-amplificador e posicionados a uma distância de 2 cm um do outro, conforme o Projeto Surface ElectroMyoGraphy for Non-invasive Assessment of Muscles (SENIAM)15 nos seguintes músculos: primeiro o masseter e depois o temporal (porção anterior), bilateralmente.

A atividade elétrica desses músculos foi registrada em repouso (R), contração voluntária máxima, protrusão máxima (P), LR, movimento lateral esquerdo, cerração de cera, mastigação habitual, mastigação de amendoim e mastigação de uva passa. O teste de EMG foi realizado imediatamente antes da primeira sessão de acupuntura (T0), imediatamente após (T1) e após a quinta sessão (T2). Durante o teste, o paciente permaneceu sentado em uma posição confortável e foi orientado a manter as costas retas, braços relaxados, pés no chão e olhos fixos no horizonte. O paciente foi orientado a interromper a automedicação 1 semana antes da primeira sessão. Na semana 1, a pontuação VAS era 8 antes do teste de EMG e 10 após (T0).

O escore VAS foi 0 após a primeira sessão de acupuntura e 3 após o teste de EMG (T1). Como o paciente relatou maior desconforto no lado esquerdo da face naquele dia, apenas os pontos de acupuntura do lado esquerdo do corpo foram puncionados. Nas sessões seguintes, os pontos de acupuntura de ambos os lados foram selecionados para punção. Após a última sessão, o paciente não relatou mais sintomas dolorosos. Os pontos de acupuntura selecionados para este caso foram aqueles recomendados com base na MTC, pela literatura, para dor orofacial [83,84,] bem como TPs (Ashe) [81] e pontos para ansiedade.

Também foi considerado o ponto Ashi que é um ponto não convencional no corpo do indivíduo que é sensível ao toque, podendo estar presente no tegumento ou músculo, sendo identificado através de pressão digital, próximo à região da queixa principal. Punções com 5 a 15 mm de profundidade, apropriadas ao músculo ou ponto alvo foram realizadas com agulhas de acupuntura de aço inoxidável (DongBang; DBC 108 Medical Co Ltd, Coreia do Sul) foram escolhidas nos tamanhos 0,22 mm × 13 mm (para pontos da face) e 0,25 mm × 30 mm (para pontos distais). Todas inseridas e estimuladas manualmente por 10 minutos, bilateralmente. Para a punção precisa dos PGs ativos, foram realizadas a palpação e localização de faixas musculares tensas e PGs nos músculos mastigatórios e cervicais mais importantes. As agulhas foram inseridas nestes pontos (5–15 mm de profundidade).

A pele foi previamente limpa no local do ponto com algodão e álcool 70%. Durante a terapia, o paciente permaneceu deitado em uma maca em decúbito dorsal. O paciente passou por ajuste oclusal após a primeira sessão de acupuntura e receberá uma placa oclusal miorrelaxante para proteger os dentes e o sistema neuromuscular de atividades parafuncionais como apertamento dentário e bruxismo.

Os pesquisadores descobriram que a medicina tradicional chinesa proporcionou um alívio da dor de curto prazo significativamente maior do que o autocuidado, bem como uma redução maior na interferência com atividades sociais. Eles concluíram que esse tipo de abordagem de cuidado escalonado e baseado na comunidade usando a medicina tradicional chinesa é seguro e pode oferecer alívio da dor de curto prazo e melhor qualidade de vida para pacientes com DTM. Os resultados de longo prazo deste estudo estão por vir e fornecerão um quadro mais completo do impacto desta estratégia de tratamento. [102]

Terapias Combinadas

As intervenções médicas atuais para o tratamento da DTM consistem em terapia com aparelho de mandíbula (tala de estabilização ou protetor de mordida), medicamentos, fisioterapia, autocuidado em casa e cirurgia. [100,102] A acupuntura pode ser usada sozinha ou em conjunto com essas outras abordagens de tratamento. Os medicamentos para distúrbios da ATM podem incluir anti-inflamatórios não esteroides (AINEs), analgésicos (opioides), antidepressivos e relaxantes musculares. Em casos graves, injeções locais de corticosteroides podem ser recomendadas. A acupuntura não interage com esses tratamentos médicos modernos e muitas vezes pode substituí-los como terapia sem os riscos de efeitos colaterais.

Infelizmente, os tratamentos farmacêuticos só fornecem alívio sintomático da DTM. No entanto, a acupuntura pode atingir a causa raiz da condição, equilibrando a mente e o corpo por meio de uma rede de canais de energia chamados meridianos, ajudando a redefinir a tensão neuromuscular na mandíbula. Muitas vezes, a DTM é devido ao estresse subjacente mantido na mandíbula ou músculos contraídos na mandíbula e no rosto. A acupuntura pode ajudar a relaxar esses músculos alvos e diminuir o nível geral de estresse no corpo para aliviar o desconforto da ATM.

O tratamento de longo prazo da DTM requer mudanças importantes no estilo de vida. Mudanças na dieta podem ser necessárias, dependendo de qualquer desarmonia de saúde subjacente que possa ser identificada pelo acupunturista. Quando ranger ou cerrar os dentes é um problema, usar um protetor bucal noturno do seu dentista pode ajudar a prevenir essas ações durante o sono. Placas de mordida também podem ajudar a corrigir o desalinhamento. Redução do estresse, técnicas de relaxamento, exercícios de alongamento da mandíbula e modificação dos hábitos de mastigação são abordagens comportamentais que se mostraram eficazes. Um acupunturista pode ajudar a orientar os pacientes com essas mudanças no estilo de vida para eliminar o desconforto da ATM.

A acupuntura pode ser usada como um tratamento independente ou como parte de um plano de tratamento integrado para o gerenciamento de DTM (ou qualquer outro problema). A técnica oferece uma alternativa significativa e eficaz à terapia com talas oclusais e, para pacientes com baixa tolerância a talas oclusais, isso é geralmente aceitável. Johansson et al. mostraram que tanto a acupuntura quanto as talas oclusais reduziram significativamente os sintomas de DTM.

Em casos que mostram resposta limitada à terapia com tala, a acupuntura pode oferecer uma terapia adicional para melhorar o tratamento. Uma aplicação alternativa pode ser o uso da acupuntura para obter controle inicial dos sintomas, com a progressão para uma tala oclusal para controlar os sintomas em uma base de longo prazo quando o bruxismo noturno continua a ser um problema. A DTM pode ser bem tratada com acupuntura, tanto em casos agudos quanto crônicos. Os tempos de resposta se correlacionam com os históricos, por exemplo, casos agudos respondem rapidamente e casos crônicos demoram mais.

Durante os muitos anos de utilização da acupuntura no tratamento diário de pacientes com DTMs e sintomas de dor neuromusculoesquelética, o autor descobriu que os seguintes pontos de acupuntura são os mais eficazes no tratamento desses sintomas dolorosos de cabeça, pescoço e face: LI-4, ST-6, ST-7, ST-8 Touwgi , ST-44 Neiting , BL-10, GB-14 Yangbai e GB-20. (Figura 4.5) Esses pontos são normalmente estimulados por 10-20 minutos após a inserção da agulha usando uma combinação de LI-4 e vários outros pontos, bilateralmente, com base na localização da dor e gravidade. Os pontos são estimulados usando estimulação elétrica nas agulhas inseridas. A evidência da eficácia do tratamento consiste na observação direta da mudança na percepção da dor do paciente.

Xerostomia

A xerostomia pode levar a dificuldades em pacientes que recebem tratamentos protéticos. O conforto e a retenção de dentaduras removíveis dependem em grande parte da capacidade de lubrificação da saliva; a mucosa seca pode comprometer a retenção da prótese. Além disso, o fluxo de saliva facilita a mastigação, a formação do bolo alimentar e a deglutição, e desempenha um papel importante na articulação e na fala.

Vários pontos de acupuntura podem ser usados para tratar a xerostomia, como pontos auriculares, pontos digitais ou pontos locais na face. Na experiência dos autores, pontos locais na face fornecem um ambiente mais familiar para dentistas e são mais bem-vindos pelos pacientes. [89,90]

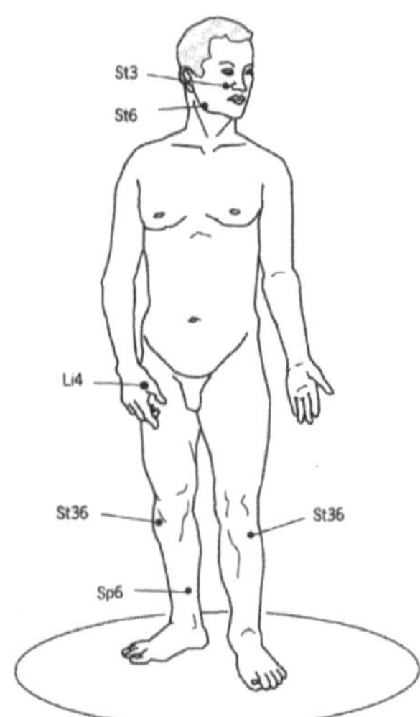

Figura 4.6 – PONTOS DE ACUMPRA ST3, ST6, LI4, ST36, SP6

Pontos de acupuntura avaliados

St3: No nível da borda da asa nasi e alinhado com a pupila

St6: Anterior e superior ao ângulo da mandíbula

Li4: Ponto médio do segundo osso metacarpal

St36: Um dedo de largura lateral à crista anterior da tíbia

Sp6: Superior ao maléolo medial

Os pontos de acupuntura locais usados no rosto são Daying (ST-5), Jiache (ST-6), Xiaguan (ST-7). Blom et al.4 demonstraram um aumento significativo no fluxo salivar durante e após o tratamento de acupuntura em pacientes com xerostomia grave (Figura 4.6). Em um acompanhamento de longo prazo de pacientes tratados com acupuntura para xerostomia, Blom e Lundeberg5 mostraram que a acupuntura pode resultar significativamente em melhora na taxa de fluxo salivar por até 6 meses. Além disso, Johnstone et al. demonstraram que a acupuntura pode fornecer paliação em pacientes com xerostomia resistente à pilocarpina após radioterapia de cabeça e pescoço.

Importância do ponto de acupuntura auricular para aliviar a xerostomia

De acordo com os padrões nacionais de nomenclatura e localização dos pontos de acupuntura auriculares publicados na China, [190] os pontos de acupuntura auriculares escolhidos foram os seguintes:

Shenmen (TF4), no ápice da fossa triangular, no ponto de bifurcação entre as cruras superior e inferior da anti-hélice; Simpatetisis (AH6), no final da crura inferior da anti-hélice; Rim (CO10), na porção posterior da concha inferior à crura inferior da hélice; Baço (CO13), na porção posterior e superior da concha inferior, inferior à linha BD; Boca (CO1), no terço anterior da concha, sob a crura inferior da anti-hélice; e o ponto Sede, ligeiramente superior ao ponto médio entre o ápice do tragus e o ponto do nariz externo. Para ajudar os pesquisadores a reconhecer a localização dos pontos de acupuntura com precisão, um modelo de orelha com um mapa de pontos de acupuntura foi fornecido.

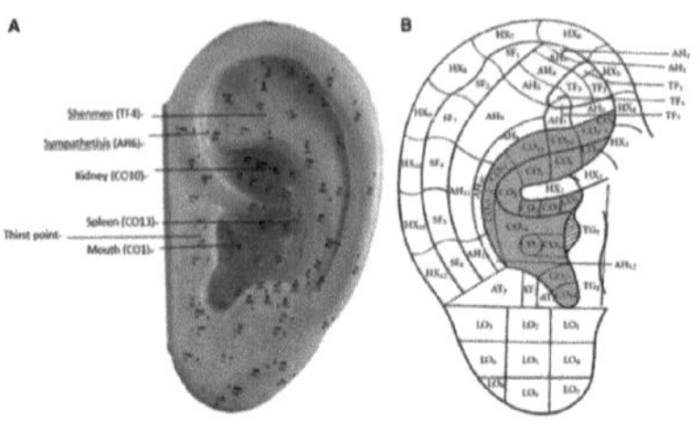

Figura -4.7 –

[a]Um mapa de pontos de acupuntura auriculares, mostrando a localização dos pontos de acupuntura selecionados no estudo.

[b] Diagrama auricular da partição auricular

O mecanismo da AAT na xerostomia em pacientes com MHD não foi totalmente estudado. Foi postulado que a AAT pode ativar as áreas do cérebro correlacionadas com a quantidade de fluxo de saliva, assim como a acupuntura faz. Descobriu-se que os pontos de acupuntura auriculares estão conectados à modulação do nervo vago . Os sistemas nervosos autônomo e central podem ser modificados pela estimulação do vago auricular por meio de projeções do ramo auricular do nervo vago para o núcleo do trato solitário, o que pode influenciar a quantidade de fluxo de saliva. Estudos futuros devem envolver a medição da quantidade de fluxo de saliva e atividade do nervo vago para investigar a relação subjacente.

Síndrome da boca ardente

A síndrome da boca ardente (BMS) é um distúrbio crônico complexo da sensação orofacial caracterizado por dor espontânea em queimação e formigamento na mucosa oral com ausência de alterações clinicamente aparentes da mucosa, associadas ou não à xerostomia, disgeusia e parestesia . É desafiador tanto no diagnóstico quanto no tratamento e ocorre mais comumente em mulheres de meia-idade e idosas.

Estudos têm mostrado que a causa da BMS pode ser neuropática, envolvendo alterações nos sistemas nervosos central e periférico. Tratamentos farmacológicos têm sido relatados como tendo algum sucesso na BMS, mas evidências da eficácia desses tratamentos, assim como outras terapias, são insuficientes. O gerenciamento da BMS deve usar cuidados centrados no paciente e ser considerado holisticamente, e deve incluir terapias médicas e métodos psicossociais.

O uso da acupuntura para alívio da dor tem sido estudado em muitos ensaios clínicos e é comumente usado como um suplemento ao tratamento convencional. Seu reconhecimento foi aprimorado pelo conhecimento aprimorado sobre o mecanismo de alívio da dor envolvendo opioides endógenos. Além disso, a acupuntura leva à redução da dor e melhora considerável na qualidade de vida. Entre os principais benefícios deste tratamento, foram observados aumento do fluxo salivar e redução parcial ou total da sensação de queimação na boca. Uma revisão sistemática com meta-análise mostrou que a acupuntura é eficaz para dor crônica além do placebo.

Protocolo de acupuntura

A inserção da agulha seguiu dois protocolos em todos os pacientes e em todas as sessões: pontos específicos para BMS e pontos faciais. [98] Outros pontos foram escolhidos e utilizados de acordo com as necessidades individuais e com base na reavaliação clínica no início de cada sessão de terapia.

A justificativa para os pontos de acupuntura usados foi estabelecida de acordo com os princípios da Medicina Tradicional Chinesa (MTC). Os pontos BMS foram escolhidos para tonificar os rins, eliminar o calor do sangue e o fogo do fígado, regular o qi e o sangue, eliminar o fogo e regular o baço e o estômago, aliviando assim a dor.

Todos os pontos de acupuntura facial foram aqueles importantes para reduzir a dor e a tensão muscular causada por uma sensação de queimação. Os pontos selecionados de acordo com as necessidades individuais foram baseados nos principais problemas gerais de saúde individuais relatados pelos pacientes, que estavam relacionados à ansiedade, problemas de sono, dores de cabeça, desconforto na garganta, problemas de estômago e rigidez na região do pescoço. Para pacientes muito ansiosos e aqueles com problemas de sono, os seguintes pontos foram usados: HT 3, HT 4, HT 7 e PC 6. Para aqueles com dores de cabeça, GB 1, GB 20, GB 34, GB 40, GB 43 e LV 2 foram usados.

Para pacientes que apresentavam desconforto na garganta, foi utilizado SJ 9. Alguns desses pacientes apresentavam sérios problemas estomacais, e nesses casos foram selecionados os seguintes pontos: ST 41, ST 44 e ST 45. Para rigidezes significativas na região do pescoço, foram utilizados LI 14 e LI 1.

Contraindicações

A seguir estão algumas diretrizes e precauções de senso comum para o uso do tratamento de acupuntura:

- Se o desconforto causado pela inserção da agulha persistir, ela deve ser removida.
- Pacientes que não conseguem permanecer imóveis durante o tempo de tratamento necessário não são adequados para tratamento de acupuntura.
- O tratamento com acupuntura não deve ser utilizado se houver qualquer indicação de possível infecção no local considerado para inserção da agulha.
- As precauções gerais devem ser rigorosamente seguidas e incluem: o uso de agulhas esterilizadas e descartáveis; o uso de técnicas assépticas para inserção de agulhas; observar os pacientes quanto a sangramento; contar as agulhas antes e depois do tratamento; usar a posição supina para a inserção de agulhas; e aconselhar os pacientes a evitar dirigir após o tratamento.

5.ACUPRESSÃO

A acupressão segue o mesmo princípio da acupuntura, mas a primeira estimula os pontos com pressão suave dos dedos em vez de agulhas finas e, portanto, é uma técnica menos invasiva. [87]

Usos

Reflexo de vômito

A estimulação usando acupressão no sexto ponto do meridiano pericárdico chinês (Pericárdio 6, PC6 ou ponto P6, também chamado de Neiguan ou Neikuan ; tradução em inglês - Portão interno), um ponto localizado três dedos abaixo do pulso na parte interna do antebraço entre os dois dez dedos, foi relatada como eficaz na prevenção de náuseas e vômitos [88]

Este ponto está situado na face palmar do antebraço, 2 cm acima da prega transversa do punho, na linha que conecta PC3 e PC7, entre os tendões do músculo palmar longo e do músculo flexor radial do carpo. [89]

A acupressão no ponto 24 do vaso da concepção (CV24; também chamado de ponto Chengjiang ou REN-24) na prega labiomental do queixo também demonstrou diminuir o reflexo de vômito.

Chengjiang (REN-24) é um ponto de acupressão eficaz para controlar o reflexo de vômito durante procedimentos de impressão. Ele está situado no sulco mentolabial horizontal, aproximadamente no meio do caminho entre o queixo e o lábio inferior. Aplique uma leve pressão com o dedo indicador. Aumente progressivamente a pressão do dedo até que o paciente sinta desconforto e distensão. [89]

Ren Xianyun sugeriu pressionar duas cavernas chinesas, ou cavernas de acupuntura, como uma alternativa para reduzir o reflexo de vômito. As cavernas de acupuntura chinesas se originaram das teorias da medicina tradicional chinesa, que tem uma história de 4000 a 5000 anos. A medicina tradicional chinesa desempenha um papel importante nos serviços e cuidados médicos na China, e também no atendimento médico de países estrangeiros.

Cavernas de acupuntura são pontos sensíveis no corpo humano que sentem dor e distensão, também conhecidos como "Suan Zhang", quando uma agulha de acupuntura é inserida.

PROCEDIMENTO

Aplique uma leve pressão e aumente para uma pressão forte até que o paciente sinta dor e distensão

Figura 5.1 – Ponto Neiguan , que está em uma área côncava no aspecto medial pelo antebraço medial (caverna Neiguan), nas veias horizontais da palma do centro , que é de até 2,5 cun . (Um cm é igual a um terço de decímetro , aproximadamente a largura de um dedo horizontal.)

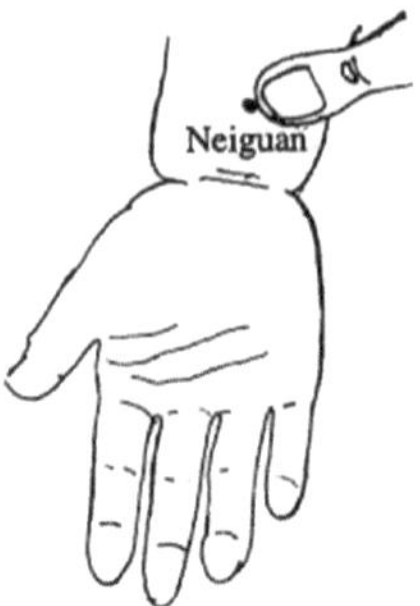

Figura -5.1 – Ponto Neiguan

Figura 5.2- Ilustração de Hegu , ou área côncava entre o primeiro e o segundo ossos metacarpais. Zhang) para a área côncava esquerda e direita no aspecto medial pelo antebraço (Neiguan) e área côncava entre o primeiro e o segundo ossos metacarpais (caverna de Hegus) com o polegar por 5 a 20 minutos.

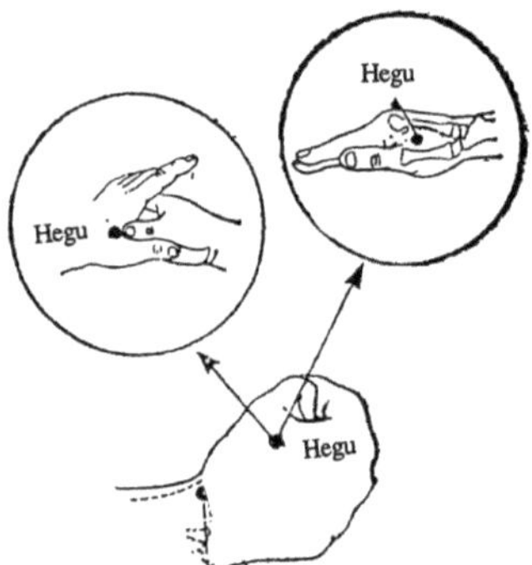

Figura 5.2 - Localização da posição de Hegu

O paciente deve sentir dor e distensão (Suan Zhang) imediatamente. A moldeira de impressão pode ser inserida na boca sem engasgar neste momento. A pressão pode ser aplicada pelo paciente, assistente de dentista ou dentista.

O procedimento de acupressão deve começar pelo menos 5 minutos antes da impressão, continuar durante os procedimentos de impressão e terminar somente após a impressão ter sido removida da boca do paciente. [90]

Síndrome da boca ardente

Protocolo de auriculoterapia

Para a auriculoterapia, esferas de cristal foram utilizadas para estimular os pontos auriculares eleitos pelo método de acupressão auricular. Após a limpeza adequada de todo o pavilhão auricular com álcool 70%, essas esferas de 1,5 mm de diâmetro foram colocadas unilateralmente nos pontos usando uma delicada pinça hemostática.

Essas esferas de cristal polido são consideradas neutras; elas são presas em um esparadrapo para serem aplicadas na superfície da orelha e para produzir uma ação mecânica no ponto de acupuntura desejado. Elas eram trocadas uma vez por semana, alternando as orelhas direita e esquerda, começando na orelha direita. [31] Os pontos auriculares também eram escolhidos de acordo com a Medicina Tradicional Chinesa.

Os pontos Shen Men e do coração têm propriedades calmantes, o ponto do rim tem uma função energética, e os pontos do estômago e do baço são cruciais para manter o processo de nutrição fisiológica, bem como o equilíbrio emocional e intelectual. O ponto do sistema nervoso central regula as funções dos sistemas simpático e parassimpático, proporcionando equilíbrio geral ao corpo. O ponto da boca é usado para todos os sintomas relacionados à boca. [92]

A analgesia produzida pela acupuntura foi explicada por um processo neurofisiológico que ocorre quando agulhas de acupuntura são inseridas. Estudos de neuroimagem indicaram que a acupuntura modula a atividade em múltiplas áreas cerebrais corticais e subcorticais, que incluem redes límbicas antinociceptivas endógenas. Essa modulação de estruturas subcorticais pode ser um mecanismo importante através do qual a acupuntura exerce seus complexos efeitos multissistêmicos. As respostas cerebrais provocadas pela estimulação da acupuntura são extensas e ainda não são totalmente compreendidas. [93-97] Estudos anteriores relataram uma associação com alterações no fluxo sanguíneo e aumento da microcirculação na cavidade oral com melhora significativa da BMS após a acupuntura. [95-99] . Alguns estudos sugeriram que o mecanismo de ação da auriculoterapia modula a formação reticular e o sistema nervoso autônomo. [97,100]

A aurícula tem inervações que, ao receber um estímulo, sensibilizam regiões cerebrais como o tronco cerebral, o córtex e o cerebelo. Cada ponto na aurícula é diretamente conectado a uma parte do cérebro e, portanto, ao sistema nervoso central. [96] Sementes, agulhas, agulhas semipermanentes e laser são opções bem conhecidas para estimular os pontos auriculares.

A troca frequente de estimuladores presos em fitas e o acúmulo de umidade no pavilhão auricular podem promover inflamação e lesão durante a auriculoterapia, principalmente em um país tropical como o Brasil. As esferas de cristal são seguras porque o cristal de quartzo não é matéria orgânica e tem menor probabilidade de grudar na pele. Esses cristais são bem tolerados por pessoas com pele sensível, como idosos e crianças. [96]

As evidências da eficácia da auriculoterapia no tratamento da dor são semelhantes às encontradas para a acupuntura; essa terapia mostrou resultados positivos em termos de controle da dor. A auriculoterapia tem sido recomendada como terapia adjuvante no tratamento da dor e ajuda a minimizar o uso, os efeitos adversos e a tolerância dos analgésicos. [98,101,102]

6. HOMEOPATIA

A homeopatia é uma das formas mais populares de terapia alternativa em uso hoje em dia.

História

Christian Friedrich Samuel Hahnemann é considerado o fundador da homeopatia. Ele desenvolveu os agentes terapêuticos prescritos em homeopatia que foram publicados pela primeira vez na Materia Medica em 1927.

O termo homeopatia vem das raízes gregas - homios , que significa semelhante, e pathos, que significa sofrimento ou doença. A lei básica da homeopatia é "a lei do semelhante". A lei afirma que uma substância pode curar uma doença se produzir em uma pessoa saudável sintomas semelhantes e muito mais leves do que os da doença. A homeopatia funciona estimulando o sistema imunológico ou a força vital, permitindo que o organismo encontre seu próprio equilíbrio e supere o estado de doença ou desarmonias.

Usos

Na Prótese Dentária, a homeopatia é eficaz no tratamento de diversas condições listadas:

- Ulceração de dentadura
- Nervosismo ou ansiedade
- Distúrbios temporomandibulares
- Xerostomia

Os remédios homeopáticos são eficazes em Prótese Dentária para tratar ulceração de dentadura, xerostomia, nervosismo ou ansiedade antes do tratamento odontológico, bem como para distúrbios temporomandibulares. Alguns dos remédios usados em prótese são mencionados na tabela 6.1 [118]

Tabela 6.1- Vários remédios homeopáticos que podem ser usados em próteses dentárias

Conditions	Homeopathic Medicines
Denture ulceration	Mercurius cyanatus Arsenium album
Nervousness or Anxiety	Gelsemium Lycopodium
Temporomandibular disorders	Ammonium carbonica Causticum
Xerostomia	Aconite Muriaticum

O potencial terapêutico do Hypericum para o controle da dor dentária, embora sugerido por relatos de casos, carece de evidências de estudos clínicos.

O tratamento homeopático é um método eficaz e seguro proposto para o tratamento da neuralgia trigeminal idiopática [119]. A falta de pesquisa rigorosa, no entanto, é evidente em vários estudos que avaliaram produtos homeopáticos para várias condições orais [120,121]. Embora os remédios homeopáticos sejam comumente sugeridos para cuidados orais, relatórios de estudos controlados com produtos homeopáticos para cuidados orais não foram identificados. Alguns desses produtos que são usados para aliviar a dor de dente estão listados na tabela 6. [118]

Beladona	Dor de dente, abscesso dentário, bruxismo, pós-extração (alvéolo seco)
Antimônio crudum , Aconitum napellus , Aranea diadema, Calcarea carbonica , camomila	Para alívio da dor dentária
Álbum de Arsenicum	Gengivite, Pulpitos e Doenças Periapicais
Acônito	Neuralgia do trigêmeo
Calcária fosfórica	Trismo
Calcária carbônica	Para prevenção de erupção tardia de dentes permanentes
Creosoto	prevenção da cárie dos dentes decíduos
Beladona	Dor dentária, abscesso dentário, bruxismo, tratamento pós-extração de alvéolo seco

Naturopatia e outros produtos de sistemas tradicionais	Condições orais/dentárias
Danggui - Shaoyao -San - Fitoterapia Tradicional Chinesa	Dor causada pelo tratamento ortodôntico
Medicina herbal tradicional japonesa - Kampo	Transtorno de dor dentoalveolar persistente (PDAP)
Houttuynia cordata (HC, Saururaceae) Chá de ervas japonês	Atividades antibiofilme e anti-inflamatórias
Polygonum aviculare L. (Polygonaceae) Medicina tradicional mexicana	Gengivite
Uncaria tomentosa (Rubiaceae) - Tradicional Medicina mexicana	Cobertura pulpar direta
Argila	Os bhils do Rajastão usam argila cozida da terra
Formigas	Cura tradicional em Camarões
Helianthus annuus (composto, girassol)	Fitoterapia dentária na região dos Balcãs
Técnicas de pranayama ou exercícios de respiração rítmica	Manutenção da higiene oral e gengival sangrando
Rheum palmatum (ruibarbo chinês)	Medicina herbal chinesa
Agentes de aromaterapia	Condições orais/dentárias
Óleo essencial	Inibição da produção de biofilme na superfície de implantes dentários

A homeopatia alega que há, de fato, muitas evidências de que a homeopatia é mais eficaz que o placebo, mas essas chamadas "evidências" são falhas de uma forma ou de outra, geralmente devido à falha em randomizar adequadamente ou a ensaios cegos.

7.AYURVEDA/MEDICAMENTOS HERBAL

História

O Ayurveda se originou por volta de 4500 a 1600 a.C. O Ayurveda é um dos grandes presentes dos sábios da Índia antiga para a humanidade. As ervas ayurvédicas têm o poder de remédios da própria natureza. A erva certa na combinação certa mantém o sistema corporal em harmonia.

Usos

Na prótese dentária, os medicamentos fitoterápicos são eficazes nas seguintes condições:

- Ulceração de dentadura
- Nervosismo ou ansiedade
- Distúrbios temporomandibulares
- Xerostomia.

Durante a última década, houve vários estudos [122-128] sobre formulações ayurvédicas para condições orais/dentais. A maioria desses estudos estava relacionada a ervas ou seus ingredientes ativos usados para controle químico de placa, como em enxaguatórios bucais ou cremes dentais. Embora os estudos tenham mostrado a eficácia marginal dessas formulações em relação aos produtos padrão ou convencionais, apenas alguns são estudos bem projetados. [119]

A maioria dos produtos são enxaguatórios bucais ou cremes dentais que são produtos de venda livre e não terapêuticos por natureza. Sete locais anatômicos onde 65 variedades de doenças orais podem ocorrer de acordo com o Ayurveda são - oito nos lábios, quinze na margem alveolar, oito em relação aos dentes, cinco na língua, nove no palato, dezessete na orofaringe e três em uma forma generalizada [130] . Limpeza oral, remoção de dentes, excisões e cirurgias de retalho são procedimentos ayurvédicos para tratamento de doenças orais. Além do tratamento de doenças orofaciais, o Ayurveda recomenda Dant Dhavani (escovação) [131-133] , Jivha Lekhana (raspagem da língua) [148] , Gandoosha (gargarejo) ou extração de óleo [10,13,14] e terapias de regeneração de tecidos para a prevenção e manutenção da saúde bucal. [136] Pacientes com acesso limitado ou inexistente a serviços de saúde bucal dependem muito do tratamento ayurvédico e aqueles que têm acesso a cuidados de saúde bucal convencionais podem desejar complementá-lo com tratamento ayurvédico.

Um antioxidante eficaz Triphala (três frutas) é uma formulação herbal ayurvédica de: Amalaki (Emblica officinalis), Bibhitaki (Terminalia bellirica) e Haritaki (Terminalia chebula) em partes iguais. Outros usos de Triphala incluem estimulação do apetite, redução da hiperacidez, anti-inflamatório, imunomodulador, antibacteriano, antimutagênico, adaptogênico, hipoglicêmico, antineoplásico, efeitos quimioprotetores e radioprotetores, além da prevenção da cárie dentária. [137]

O uso de formulações ayurvédicas como enxaguantes bucais é apoiado por ensaios clínicos bem projetados e revisões sistemáticas de pesquisa. A cúrcuma (Curcuma longa), rizoma, frequentemente usada em preparações ayurvédicas, está sendo testada como um enxaguante bucal para condições pré-cancerígenas orais [138,139]

Ingredientes ativos como Neem (Azadirachta indica), Aloe Vera, Tomilho, Carvão, Miswak, Folhas de chá, Alcaçuz, Própolis, Cravo, Folhas de manga, Lavanda, Raízes de Bergenia, Triphala , Streblus asper, Gengibre e Eucalipto foram incorporados em dentifrícios em diferentes culturas ao redor do mundo e vendidos como produtos à base de plantas por empresas locais e multinacionais. A eficácia e efetividade desses ingredientes ativos na redução da placa bacteriana, no entanto, tem sido inconclusiva. Revisões sistemáticas têm mostrado que cremes dentais à base de plantas são eficazes apenas contra cremes dentais não à base de plantas, mas não são superiores aos cremes dentais com flúor [140]

Óleos essenciais, polifenóis, óleo da árvore do chá, camomila, equinácea, mirra, erva-doce, gengibre, raiz de alcaçuz, hamamélis, folhas de urtiga, agrião, óleo de cravo, eucalipto, Sanguinaria canadensis (sanguinária), produtos fitoterápicos chineses e preparações fitoterápicas ayurvédicas constituem enxaguatórios bucais herbais amplamente utilizados.

Enxaguantes bucais de ervas são menos eficazes do que a clorexidina na redução da gengivite e seus fatores de risco orais, tanto em curto quanto em longo prazo. A clorexidina é comprovadamente um agente específico contra a microflora oral que causa cáries dentárias e doença periodontal. Enxaguantes bucais de ervas estão amplamente disponíveis no mercado e não são especificamente recomendados.

Plantas e seu uso científico para a saúde bucal

Amala (Emblica officinalis): Possui propriedades antioxidantes e adstringentes que comprovadamente são eficazes no tratamento de dores de dente, inflamações gengivais, [141] estomatite aftosa e outros tipos de úlceras na boca [142]

Anar/Dalima (punica granatum): Aplicações tópicas de preparações de romã foram consideradas particularmente eficazes para controlar a inflamação oral, bem como contagens bacterianas e fúngicas na doença periodontal [128-130] e -estomatite dentária associada à Candida. [145] Acredita-se que o elagitanino, punicalagina, seja responsável pela atividade antibacteriana da romã [147]

Kantakari (Solanum xanthocarpum): Dhoopana com sementes de kantakari tem sido usado para tratamento de cáries dentárias. Esta atividade anticárie é atribuída aos constituintes químicos como solanocarpina , carpesterol , solanocarpidina , solasodina , solasonina e solamargine [151]

Launga /Cravo (Syzygium aromaticum): O óleo de cravo é comumente usado para aliviar a dor da cárie dentária. O eugenol é considerado um componente ativo (incluindo beta cariofileno). [151] O eugenol também é amplamente usado em conjunto com terapia de canal radicular, obturações temporárias e dor gengival geral, abscessos dentários e em outras doenças gengivais [152]

Datiwan (Alucita bidentata): O caule e as folhas de Datiwan são usados principalmente. O suco da raiz é usado no Nepal para o tratamento de dor de dente. O caule da planta é usado como escova de dentes e é considerado bom no tratamento de piorreia

Gotu kola (Centella asiatica): É eficaz no tratamento de úlceras na boca. É conhecido por curar feridas e promover o crescimento do tecido conjuntivo. Acredita-se que Asiaticoide e hypaphorine sejam responsáveis por essa ação. [153] De acordo com Sastravaha et al., Centella asiatica mostrou uma melhora significativa na diminuição da placa, profundidade da bolsa periodontal e nível de inserção em 3 meses. [154]

Grita Kumari (Aloe vera): Inesperadamente, mostrou uma propriedade interessante de formação de dentina. Jittapiromsak et al. investigaram o efeito do acemanano (polissacarídeo extraído de aloe vera) na formação de dentina. Nisso, PDPCs foram tratados com acemanano . Os resultados revelaram que o acemanano aumentou significativamente a proliferação de células pulpares, BMP -2, atividade ALPase , expressão de DSP e mineralização. O grupo tratado com acemanano -também exibiu uma ponte de dentina calcificada homogênea completa e boa organização do tecido pulpar; os dados sugeriram que o acemanano promove a formação de dentina ao estimular a proliferação, diferenciação, formação de matriz extracelular e mineralização de PDPCs [155]

Guduchi (Tinospora cordifolia): Possui -propriedades anti-inflamatórias, antioxidantes e imunomoduladoras. Uma diferença significativa foi observada em um estudo com relação à melhora do fluxo salivar e à redução da gravidade da mucosite em pacientes em radioterapia, comprovando assim o papel do guduchi como radioprotetor [156]

Jasmim (Jasminum grandiflorum): As folhas são usadas no tratamento de odontalgia, consertando dentes soltos, estomatite ulcerativa e feridas orais. As folhas também possuem uma potencial atividade antiúlcera, que pode ser atribuída ao seu mecanismo de ação antioxidante. Assim, pode ser tentado no tratamento de úlceras orais [157]

Nimbu (Limão): A solução de limão é uma fonte natural de ácido cítrico (Ph 1,68) com menor acidez. Devido à sua ampla -eficiência antibacteriana (incluindo Enterococcus faecalis), uma solução de limão recém-preparada é recomendada como medicamento para tratamento de canal radicular [158]

Amra/Manga (Magnifera indica): A folha de manga contém ácidos ascórbico e fenólico. Estudos demonstraram que as folhas de manga possuem -propriedades antibacterianas contra a microflora dentária anaeróbica, como Prevotella intermedia e

Porphyromonas gengival e pode ser usado efetivamente como adjuvante para manutenção da higiene oral [159]

Mukhjali (Drosera) peltata): As folhas são tradicionalmente usadas para o tratamento de cáries dentárias, Didry et al., mostraram que os extratos de clorofórmio das partes aéreas da planta mostraram atividade de amplo espectro contra inúmeras bactérias da cavidade oral, com maior atividade contra S. mutans e S. sobrinus. [160] plumbagina foi identificada como o componente ativo deste extrato Neem (Azadirachta indica): -As propriedades antibacterianas, antifúngicas, antivirais, antioxidantes, antiinflamatórias, analgésicas e imunoestimulantes do nim são bem estabelecidas. [161 A atividade] antiplaca -do bastão de nim foi demonstrada por Bandyopadhyay et al. Ele tem agentes antiplaca mecânicos e quimioterápicos. A presença de galotaninos durante os estágios iniciais da formação da placa pode reduzir efetivamente o número de bactérias responsáveis pela periodontite. [77] Além disso, o enxaguatório bucal preparado a partir de folhas de nim demonstrou eficácia no tratamento da periodontite [162]

Nilgiri (Eucalyptus globulus): O extrato de eucalipto contendo goma de mascar mostrou um efeito positivo significativo no acúmulo de placa bacteriana, índice gengival, sangramento na sondagem e sondagem da profundidade periodontal. [164] O eucalipto contendo macrocarpos também demonstrou -atividade antibacteriana contra bactérias cariogênicas. [173,174] Ele também desloca a saliva para a faixa alcalina [165]

Laranja : O óleo de laranja é composto principalmente de dlimoneno , alguns álcoois de hidrocarbonetos alifáticos de cadeia longa e aldeídos como o octanal. É sugerido para uso no -amolecimento de guta-percha e na dissolução de selantes endodônticos

Rumi mastagi / goma de mástique (Pistacia lentiscus): Usado como remédio para mau hálito . Tem mostrado grande atividade contra Porphyromonas gengivalis usando ensaios de difusão de disco [167]

Tila/Gergelim (Sesamum indicum): Ashokan et al. descobriram que a terapia de extração de óleo feita com óleo de gergelim reduz significativamente o índice de placa, as pontuações gengivais modificadas e a contagem total de colônias de microrganismos aeróbicos na placa de adolescentes com -gengivite induzida por placa

Triphala : Contém os frutos secos de três plantas medicinais Terminalia chebula , Terminalia belerica e Phyllanthus embelica. [168] Tem demonstrado propriedades anticárie e antiplaca muito promissoras -, também -[é] usado para fortalecer as gengivas [170] como irrigador de canal radicular

Tulsi (Ocimum sanctum): Estudos demonstraram que o enxaguatório bucal com extrato de Tulsi a 4% reduz efetivamente a contagem de Streptococcus mutans salivar. [172]

Harita/Cúrcuma (Curcuma longa linn): Existem muitos usos da cúrcuma na odontologia. O componente ativo é a curcumina. A cúrcuma pode ser usada no alívio da dor, gengivite, periodontite, como corante em selante de fossas e fissuras, na detecção de placa bacteriana [173,174] etc. É sugerido que os extratos de cúrcuma podem ser amplamente utilizados no tratamento de lesões potencialmente malignas na cavidade oral. [175] Ela inibe efetivamente a metástase de células de melanoma e pode ser especialmente útil na desativação de carcinógenos na fumaça do cigarro e no tabaco de mascar [176]

EFICÁCIA DOS MEDICAMENTOS À BASE DE FITOTERAPIA

Muitos remédios herbais têm sido usados por centenas de anos. [177] No entanto, o uso tradicional não é uma boa indicação de eficácia. O padrão ouro para testar a eficácia é o ensaio clínico randomizado (RCT). [177] Este padrão deve ser aplicado tanto a medicamentos herbais quanto a medicamentos convencionais. Houve uma série de RCTs de produtos médicos herbais. No entanto, muitos desses estudos diferem em como foram conduzidos e em suas descobertas. Ernst e Pitler sugeriram que a melhor maneira de avaliar uma série de RCTs em relação à eficácia de um medicamento herbário específico é fazer uma revisão sistemática ou meta-análise de todos os RCTs para esse produto.

Medicamentos fitoterápicos com eficácia comprovada

Vários remédios herbais foram repetidamente testados em RCTs controlados por placebo. Revisões sistemáticas desses estudos mostraram que alguns medicamentos herbais são eficazes para certas condições. [177]

Por exemplo, o Ginkgo biloba demonstrou ser eficaz no tratamento sintomático da demência e da claudicação intermitente. [178,179]

Medicamentos fitoterápicos com eficácia duvidosa ou inexistente

O ginseng asiático, um dos medicamentos fitoterápicos mais populares nos Estados Unidos, não apresentou evidências convincentes de eficácia como tônico geral ou para melhorar o desempenho mental e físico. [180]

Uma revisão de estudos sobre o uso de valeriana como um agente hipnótico foi inconclusiva devido a falhas no design do estudo. [177] Nenhuma evidência foi encontrada em uma revisão sistemática de RCTs de que a prímula noturna foi eficaz no tratamento da síndrome pré-menstrual em mulheres. O alho não foi considerado eficaz como um medicamento para baixar o colesterol.

EFEITOS COLATERAIS E REAÇÕES ADVERSAS

O aumento recente no uso de remédios herbais parece vir da visão do público de que produtos naturais são inofensivos ou pelo menos têm menos efeitos colaterais do que medicamentos comuns. A suposição de que fitomedicamentos têm apenas efeitos benéficos provou ser incorreta.

A toxicidade pode estar associada ao uso de remédios herbais. Essas reações podem ser devidas à contaminação acidental ou deliberada do produto. Por exemplo, descobriu-se que chumbo, mercúrio, cádmio, pesticidas, microrganismos e fumigantes contaminam alguns produtos herbais. A substituição de substâncias animais, como enzimas, hormônios ou extratos de órgãos e drogas sintéticas, foi responsável por algumas das reações tóxicas a produtos herbais.

A adulteração pela substituição acidental ou deliberada do material vegetal original por outras espécies vegetais também foi relatada como uma fonte de reações tóxicas a produtos fitoterápicos. [182] Há um número limitado de artigos recentes descrevendo o uso de sistemas médicos complementares e alternativos para problemas dentários. Dois desses artigos descrevem o uso de produtos fitoterápicos para o tratamento de doenças periodontais.

Os extratos combinados de Centella asiatica e Punica granatum, ervas medicinais, foram relatados como promotores da cicatrização de tecidos e moduladores das respostas imunológicas do hospedeiro. [182] Sastravaha et al estudaram os efeitos dos extratos dessas ervas na cicatrização de tecidos periodontais após raspagem e alisamento radicular em adultos com periodontite. Lascas biodegradáveis foram formuladas usando os extratos herbais. Essas lascas foram colocadas em áreas com profundidades de bolsas periodontais de 5-8 mm após raspagem e alisamento radicular . Lascas não medicamentosas serviram como controles placebo. Profundidade da bolsa, nível de inserção, sangramento na sondagem, índice gengival e índice de placa foram registrados na linha de base, 3 meses e 6 meses. As bolsas tratadas mostraram redução significativa na profundidade da bolsa e níveis de inserção com apenas melhora modesta nas pontuações de sangramento e placa. Os autores concluíram que os extratos de C asiatica e P granatum mais raspagem e alisamento radicular reduziram significativamente os sinais clínicos da periodontite crônica.

A eficácia de um enxaguatório bucal à base de ervas para reduzir a inflamação gengival foi investigada por Pistorius et al . Oitenta e nove pacientes foram envolvidos em um estudo clínico randomizado duplo-cego. Os pacientes foram divididos em 3 grupos: tratados com um irrigador oral com pontas subgengivais e um enxaguatório bucal à base de ervas, tratados com o irrigador oral e um enxaguatório bucal convencional e tratados com um enxaguatório bucal convencional sem aplicação subgengival.

O índice gengival, índice de sangramento do sulco, índice de placa e profundidades de sondagem do sulco gengival foram medidos na linha de base, 4 semanas, 8 semanas e 12 semanas. Após 12 semanas, uma redução significativa no índice de sangramento do sulco e no índice de placa foi observada nos pacientes tratados com o enxaguatório bucal à base de ervas. Os autores concluíram que a irrigação subgengival com um enxaguatório bucal à base de ervas pode ser recomendada como um tratamento adjuvante para reduzir a inflamação gengival.

INFORMAÇÕES PARA DENTISTAS

Os remédios herbais têm o potencial de impactar na segurança de procedimentos odontológicos invasivos ou prolongados. Sangramento excessivo pode ocorrer com alguns desses medicamentos. Outros medicamentos herbais podem afetar o sistema cardiovascular e tornar o paciente mais suscetível a arritmias cardíacas e outras complicações cardiovasculares.

O ginseng pode causar hipoglicemia . Pacientes chineses com câncer submetidos à quimioterapia e que eram usuários de fitoterapia chinesa apresentaram maiores escores de mucosite. [183]

É importante que o dentista inclua uma seção no histórico médico do paciente sobre o uso de medicamentos fitoterápicos e medicamentos de venda livre. Como a maioria das escolas de odontologia dos Estados Unidos ensina muito pouco sobre o uso, efeitos colaterais, toxicidade e interações medicamentosas associadas a remédios fitoterápicos, o dentista deve encontrar uma maneira de se informar sobre essas questões.

O dentista pode descobrir que um paciente clinicamente comprometido está tomando um remédio herbal que é potencialmente prejudicial. Isso deve ser discutido com o paciente e o paciente encaminhado ao seu médico para avaliação e tratamento.

8.HIPNOSE

'Hipnose' originou-se da palavra grega ' hypnos ' que significa sono. Curiosamente, sua implicação como um estado de sono é outro grande equívoco. É consenso que a hipnose é um estado modificado de consciência que não é nem vigília nem sono, mas algo entre os dois, com um alto grau de suscetibilidade à influência externa. [184,185]

A hipnose é caracterizada por uma atenção aumentada à sugestão; no entanto, o sujeito tem concentração profunda mesmo nos estados hipnóticos mais profundos e é totalmente capaz de tomar suas próprias decisões em todos os momentos. [186] A experiência foi explicada como uma interação entre o hipnotizador e seu sujeito, na qual o hipnotizador usa cenários sugeridos para encorajar uma mudança de foco em direção a experiências internas para influenciar a percepção, os sentimentos, o pensamento e o comportamento. [187,188]

Acredita-se agora que a hipnose não é algo que um hipnotizador faz a um sujeito, mas é usada de forma autônoma. [187] Em um estado hipnótico, a mente consciente é suprimida e o subconsciente é liberado, permitindo respostas involuntárias e sem esforço. Abdeshahi et al sugerem que a hipnose aumenta o controle sobre o estresse, dor, tensão muscular, percepção, memórias, emoções e sentimentos. Na odontologia, o termo "hipnose" abrange uma ampla variedade de técnicas, que vão desde o uso de "linguagem hipnótica" para criar um ambiente positivo e distração, até transes hipnóticos profundos para atingir resultados mais profundos, como analgesia cirúrgica.

A hipnose sob vários nomes tem sido usada desde que os registros são mantidos. A terapia de sugestão é talvez o mais antigo dos métodos terapêuticos. A hipnose clínica moderna é geralmente datada de cerca de 1773. O termo "hipnose" foi cunhado por James Braid, MD, aproximadamente em 1843. A American Medical Association aprovou o uso da hipnose como uma técnica terapêutica em 1958.

História da Hipnodontia

Hipnodontia é o uso da hipnose na odontologia, que foi documentada pela primeira vez em 1829 para facilitar uma extração dentária. [98] Na virada do século XX, a sugestão hipnótica passou a ser considerada por muitos dentistas como o principal modo de gerenciamento e controle do paciente.

O interesse e o estudo em hipnose aumentaram ainda mais durante a 1ª e a 2ª Guerras Mundiais. Com poucas ou nenhumas instalações odontológicas, os medicamentos não estavam prontamente disponíveis e, com a abundância de trauma maxilofacial, era comum aplicar hipnose para anestesia. [187,186,190]

A hipnose hoje na odontologia

A hipnose tem usos terapêuticos e operatórios. Terapeuticamente, os usos incluem fobia e ansiedade dentária, reflexo de vômito extenso, dor de neuralgia do trigêmeo, dor orofacial crônica benigna, disfunção da articulação temporomandibular, adaptação a dentaduras, modificação de comportamento, como sucção de polegar/bruxismo, e como um complemento à sedação por inalação. Os usos operatórios incluem analgesia durante a cirurgia, controle de hemorragia/fluxo salivar e analgesia/recuperação pós-operatória mais rápida. [184,187,193] Em todos os casos, a hipnose; transforma estados mentais e melhora a cognição, altera a percepção da dor, gerencia o estresse; e modula reações neurovegetativas (taxa de calor, alterações na pressão arterial, reflexo de vômito, etc.). [187]

Alguns autores descreveram hipnose leve e profunda, que podem ter diferentes aplicações. A hipnose profunda leva tempo para ser alcançada e não seria adequada para a prática odontológica de rotina; no entanto, é necessária para analgesia e para modificar comportamentos. Alcançar um estado leve é mais fácil e rápido de ser alcançado, e é mais comumente usado na hipnodontia no dia a dia, especialmente para relaxar um paciente ansioso. A profissão odontológica é bem adequada à hipnose clínica. Fross declarou em 1966: “Todos os dentistas têm usado uma forma de hipnose há anos. É conhecido como 'maneira de cadeira', eles o usam para acalmar medos e apreensões”. [191,194]

Isso sugere que a hipnose não precisa ser um estado de transe; simplesmente focar a atenção do seu paciente e sugerir um ambiente calmo e agradável pode ser considerado uma forma de hipnose. A "linguagem hipnótica", ao dar um toque positivo à linguagem depressiva, pode ser usada para criar um ambiente relaxado. [185] Medo e ansiedade odontológicos Controlar o medo e a ansiedade é um dos maiores usos da hipnose clínica, que está fortemente associada à odontologia. A competência em técnicas farmacológicas e comportamentais para o gerenciamento da ansiedade se tornou uma habilidade essencial para o dentista moderno.

Uma em cada sete pessoas fica muito ansiosa com o tratamento odontológico, o que tem sido associado ao comparecimento irregular. [195,196] A ansiedade prevê a experiência de dor e se correlaciona com a recuperação pós-operatória; se as intervenções psicoterapêuticas podem reduzir a ansiedade pré-operatória, os pacientes sentem menos dor pós-operatória. [197] A hipnose leve é suficiente para relaxar o paciente e influenciar o paciente odontológico assustado cujo limiar de dor foi reduzido por emoções negativas, o que é considerado eficaz em até 80% da população.

O controle de um reflexo de vômito proeminente, que pode ser considerado uma espécie de ataque de pânico devido à alta ansiedade odontológica, segue uma lógica semelhante. A hipnose leve simples também pode atingir efeitos de curto prazo. Um paciente que sofre de engasgo persistente durante o uso de dentadura requer uma abordagem mais intensiva, que também é aplicável a aplicações de modificação comportamental, como sucção de polegar e bruxismo, ou para hábitos de higiene oral. [184,188]

A sugestão hipnótica é usada regularmente no tratamento de pacientes pediátricos, com técnicas como distração, reformulação e sugestões de imagens consideradas formas de hipnose. [196] As técnicas hipnóticas podem ser particularmente eficazes para pacientes pediátricos ou ansiosos em conjunto com a sedação por inalação. A sedação farmacológica é um alívio temporário para um único procedimento; a hipnose pode atingir tanto uma excelente sedação fisiológica quanto o tratamento de ansiedade e fobias, e reduções nas doses de sedativos e analgésicos. A hipnose é particularmente eficaz em crianças de 8 a 12 anos, embora crianças de 4 anos de idade possam ser responsivas. [188]

Analgesia

O uso da hipnose para analgesia foi amplamente substituído pela sedação farmacêutica e anestésicos gerais; no entanto, a hipnose mais anestesia local proporciona sedação eficaz, melhorando o bem-estar do paciente e permitindo total autonomia e alta pós-operatória imediata sem a necessidade de recuperação. [184]

Ao usar hipnose para analgesia, o paciente deve atingir hipnose profunda, o que leva tempo, e ter um ambiente livre de distrações e interrupções. Em um estudo de hipnose para extração de terceiros molares, a 'analgesia focada em hipnose' aumentou os limiares de dor em até 220%, com pacientes capazes de se submeter à cirurgia com hipnose como única anestesia. Mesmo que os pacientes consigam atingir apenas analgesia focada em hipnose parcial, eles são mais capazes de tolerar anestesia local. O estudo também investigou o efeito da hipnose na recuperação pós-operatória, relatando que 93% dos pacientes de hipnose tiveram uma diminuição na dor e hemorragia pós-operatórias. A hipnose em conjunto com sedação farmacêutica ou anestesia melhora a segurança do paciente ao reduzir os efeitos cardiovasculares do tratamento odontológico e a dose necessária de medicamentos sedativos. [184]

Gestão de pacientes

Em cada sessão de hipnose, é importante que o hipnoterapeuta obtenha o consentimento e diminua as expectativas do paciente, o que é crítico para seu sucesso. O hipnoterapeuta começa com exercícios simples de indução e deixa claro que o paciente pode emergir do estado hipnótico a qualquer momento. No final de uma sessão, o estado hipnótico deve ser revertido. Vários estudos compararam a hipnose com a sedação por inalação. [187]

Uma vantagem relevante da hipnose é a capacidade de atingir relaxamento total, sedação profunda e, às vezes, amnésia, mantendo a colaboração do paciente. - A indução hipnótica pode levar de 1 a 3 minutos nas mãos de especialistas, com o paciente orientado a se concentrar em uma única ideia e excluir outros estímulos. [187]

Uma desvantagem são as necessidades ambientais; até mesmo a temperatura ambiente pode ter impacto na indução. [1] Os perigos da hipnose são insignificantes quando empregada por um profissional treinado dentro do contexto de um programa terapêutico estruturado; é considerada a mais segura das psicoterapias, sem estudos relatando efeitos adversos. [180-188]

Em um estudo qualitativo explorando atitudes de dentistas gerais em relação à hipnose, a maioria declarou que não usaria técnicas hipnóticas devido a restrições de tempo, falta de confiança com as técnicas e sensação de estresse ao tratar pacientes ansiosos. Condicionar pacientes à hipnose pode realmente consumir tempo; no entanto, esse tempo é recuperado em consultas subsequentes, quando a indução é mais rápida e eficiente; mais do que com sedação intravenosa. [187]

Uma limitação da hipnose é que nem todos podem ser hipnotizados. A sugestionabilidade descreve a suscetibilidade de um indivíduo à hipnose e foi definida por Peretz et al como o grau em que um indivíduo é inclinado à aceitação acrítica de ideias e proposições. [196] A avaliação da suscetibilidade é baseada na idade cronológica e mental, estabilidade emocional e ambiente social. [197] Alguns estudos relataram que todos têm algum grau de suscetibilidade; nada menos que 80% da população é hipnotizável. Indivíduos inteligentes e altamente motivados são bons sujeitos hipnóticos devido à sua capacidade de concentração; além disso, exibicionistas são fáceis de induzir.

Pacientes com QI mais baixo que têm dificuldade de foco, aqueles nos extremos de idade e pessoas com mentalidade científica são mais difíceis de hipnotizar. Existem, é claro, algumas contraindicações ao hipnotismo, principalmente aqueles com psicopatologias: eles são mais propensos aos efeitos dissociativos da sugestão hipnótica, e a indução pode complicar e piorar seu estado mental. Outras contraindicações incluem drogas/álcool e pacientes não cooperativos ou cínicos.

O principal uso da hipnose em prótese dentária pode ser listado para o tratamento das seguintes condições: Reflexo de vômito, Nervosismo ou ansiedade, Adaptação a novas dentaduras, Controle da salivação

Reflexo de vômito

Para alguns pacientes, a ideia de ter impressões tiradas pode levar a um estado de espírito ansioso, não apenas com medo da ânsia de vômito criada, mas também do constrangimento pessoal vivenciado naquele momento. Toda essa experiência desagradável pode ser ajudada por sugestões hipnóticas específicas direcionadas ao palato mole e à faringe superior, perdendo aquela sensibilidade excessiva, que é responsável por essas experiências mais indesejadas. Além disso, a hipnose ajuda a relaxar o paciente e, assim, remover ou melhorar temporariamente o reflexo de vômito para permitir que o tratamento odontológico seja realizado. [198]

Nervosismo ou Ansiedade

Foi descoberto que 8-15% dos indivíduos são fóbicos em relação à situação odontológica. Psicologicamente, alguns pacientes consideram a cavidade oral como um local onde o dentista invade o corpo do paciente e podem mostrar ansiedade excessiva ao procurar atendimento odontológico. Pesquisas realizadas nos EUA por Kirsch, Montgomery e Sapirstein mostram que a hipnose se compara favoravelmente a outros tratamentos psicológicos, indicando que está se tornando claro que as intervenções hipnóticas são bastante poderosas e clinicamente úteis na odontologia moderna.

O uso de procedimentos hipnóticos, juntamente com sugestões terapêuticas relevantes, os auxilia no relaxamento e, além disso, fornece uma rotina de auto-hipnose para uso em casa, fortalecendo assim as estratégias de enfrentamento fornecidas pelas sessões individuais com o terapeuta. [198]

Adaptação a novas dentaduras

Um dos problemas encontrados por todos os protesistas em algum momento de suas vidas profissionais é obter cooperação efetiva no uso de dentaduras recém-adquiridas.

O uso da hipnose nesses casos é para encorajar a motivação, fornecer sugestões adequadas que aumentem a tolerância e facilitem a atitude correta diante de qualquer grau de desconforto experimentado.

Controle da Salivação

Pacientes que salivam em excesso podem apresentar um problema para os dentistas. A hipnose é eficaz para diminuir o fluxo salivar pelo tempo específico necessário para realizar o trabalho em questão. [198]

A hipnose é uma ferramenta benigna, subutilizada, mas poderosa, na odontologia, ela fornece sedação eficaz, enquanto deixa o paciente em controle total. A hipnose tem muitos usos dentro do campo odontológico, variando do simples relaxamento do paciente ansioso à analgesia completa para cirurgia. Usada sozinha ou em conjunto com sedação, é uma opção de gerenciamento única para muitos pacientes que lutam com os métodos atuais de anestesia e sedação. Com treinamento adequado e seleção apropriada de pacientes, ela pode agregar valor à prática e ao conjunto de habilidades de um profissional.

A atual falta de uso da hipnose na odontologia geral pode ser devida à falta de conhecimento da terapia e suas aplicações. A ampla promoção da hipnose clínica, enfatizando seus benefícios e facilidade de uso, juntamente com a exploração dos vários tipos de hipnose e a introdução de técnicas leves de hipnose para relaxar os pacientes, pode encorajar os profissionais a usá-la para outras aplicações. A chave para a hipnodontia é aumentar o conhecimento dos dentistas e promover cursos de hipnose clínica. Em uma era em que a odontologia é centrada tanto no gerenciamento do paciente quanto na cirurgia, a chave é aumentar a confiança com habilidades adicionais de gerenciamento comportamental, das quais a hipnose é um excelente exemplo.

9.REFERÊNCIAS

1. Kisling LA, Stiegmann RA. Alternative Medicine. [Updated 2020 Jul 27]. In: StatPearls [Internet]. Treasure Island (FL): StatPearls Publishing; 2021 Jan
2. Little JW. Complementary and alternative medicine: impact on dentistry. Oral Surgery, Oral Medicine, Oral Pathology, Oral Radiology, and Endodontology. 2004;98(2):137-45.
3. Available from: http://news.bbc.co.uk/2/hi/health/425999.stm.
4. Consult M. Complementary and alternative medicine. Clinical topic tours. St. Louis: Elsevier. 2003.
5. Najm W, Lenahan P. Complementary and alternative medicine. Cinemeducation: A Comprehensive Guide to Using Film in Medical Education. 2005;1:163.
6. Kumar S, Yadav R, Yadav V, Sidhu MS, Prabhakar M, Dabas A. Alternative Therapies and Prosthodontics: A Combined Approach. Indian Journal of Health Sciences and Care. 2017 ;4(1):41-5.
7. Eldin S, Dunford A. Herbal medicine in primary care. Elsevier Health sciences; 1999.
8. Ernst E, Hung SK. Great expectations. The Patient: Patient-Centered Outcomes Research. 2011;4(2):89-101.
9. Kummet CM, Spector ML, Dawson DV, Fischer M, Holmes DC, Warren J, Nisly NL. Patterns of complementary and alternative medicine (CAM) use among dental patients. Journal of public health dentistry. 2015 Mar;75(2):109-17.
10. Baatsch B, Zimmer S, Recchia DR, Büssing A. Complementary and alternative therapies in dentistry and characteristics of dentists who recommend them. Complementary therapies in medicine. 2017;35:64-9.
11. Spector ML, Fischer M, Dawson DV, Holmes DC, Kummet C, Nisly NL, Baker KA. Complementary and alternative medicine usage by patients of a dental school clinic. Special Care in Dentistry. 2012 ;32(5):177-83.
12. Bhat SS, Sargod SS, George D. Dentistry and homeopathy: an overview. Dental update. 2005;32(8):486-91.
13. Amrutesh S. Dentistry and ayurveda--1. Indian journal of dental research: official publication of Indian Society for Dental Research. 2003;14(1):1-5.
14. Fiske J, Dickinson C. The role of acupuncture in controlling the gagging reflex using a review of ten cases. British dental journal. 2001;190(11):611-3.
15. Halsband U, Wolf TG. Functional changes in brain activity after hypnosis in patients with dental phobia. Journal of Physiology-Paris. 2015;109(4-6):131-42.
16. Armfield JM, Heaton LJ. Management of fear and anxiety in the dental clinic: a review. Australian dental journal. 2013;58(4):390-407.
17. Facco E, Zanette G, Casiglia E. The role of hypnotherapy in dentistry. SAAD digest. 2014; 30:3-6.
18. Roth, G.I. and Calmes, R. (1981): Oral Biology, St. Louis: C.V. Mosby, p 84.
19. Ansari IH. Management for maxillary removable partial denture patients who gag. Journal of Prosthetic Dentistry. 1994 ;72(4):448.

20. Lu DP, Lu GP, Reed 3rd JF. Acupuncture/acupressure to treat gagging dental patients: a clinical study of anti-gagging effects. General dentistry. 2000 ;48(4):446-52.
21. Ernst E. The role of complementary and alternative medicine. Bmj. 2000 ;321(7269):1133.
22. Nahin RL, Straus SE. Research into complementary and alternative medicine: problems and potential. Bmj. 2001;322(7279):161-4.
23. Little JW. Complementary and alternative medicine: impact on dentistry. Oral Surgery, Oral Medicine, Oral Pathology, Oral Radiology, and Endodontology. 2004 ;98(2):137-45.
24. Herman PM, Craig BM, Caspi O. Is complementary and alternative medicine (CAM) cost-effective? A systematic review. BMC Complementary and alternative medicine. 2005;5(1):1-5.
25. Baatsch B, Zimmer S, Recchia DR, Büssing A. Complementary and alternative therapies in dentistry and characteristics of dentists who recommend them. Complementary therapies in medicine. 2017; 35:64-9.
26. Kumar S, Yadav R, Yadav V, Sidhu MS, Prabhakar M, Dabas A. Alternative Therapies and Prosthodontics: A Combined Approach. Indian Journal of Health Sciences and Care. 2017;4(1):41-5.
27. Zörgő S, Purebl G, Zana Á. A qualitative study of culturally embedded factors in complementary and alternative medicine use. BMC complementary and alternative medicine. 2018;18(1):1-1.
28. Keene MR, Heslop IM, Sabesan SS, Glass BD. Complementary and alternative medicine use in cancer: A systematic review. Complementary therapies in clinical practice. 2019; 35:33-47.
29. Janakiram C, Balachandran P. Review on complementary and alternative medicine (cam) in oral health. International Journal of Ayurveda and Pharma Research. 2020 :117-25.
30. Sagar S, Ganapathy DM, Thangavelu L. Knowledge and perception of the usage of alternative medicine in general dental practice among dental practitioners. Drug Invention Today. 2020;14(7).
31. Blom M, Dawidson I, Angmar-Månsson B. The effect of acupuncture on salivary flow rates in patients with xerostomia. Oral surgery, oral medicine, oral pathology. 1992;73(3):293-8.
32. Blom M, Lundeberg T. Long-term follow-up of patients treated with acupuncture for xerostomia and the influence of additional treatment. Oral diseases. 2000;6(1):15-24.
33. Dhaded S, Bhagwat SV. Treatment of xerostomia in prosthetic patients. J Indian Prosthodont Soc [serial online]. 2005; 5:43.
34. Gupta D, Dalai DR, Mehta P, Indra BN, Rastogi S, Jain A, Chaturvedi M, Sharma S, Singh S, Gill S, Singh N. Acupuncture (針灸 Zhēn Jiǔ)–An emerging adjunct in routine oral care. Journal of traditional and complementary medicine. 2014;4(4):218-23.
35. Forbes-Haley C, Blewitt I, Puryer J. Dental management of the 'gagging 'patient–an update. International Journal of Dental and Health Sciences. 2016;3(2):423-31.

36. Franco FR, Castro LA, Borsatto MC, Silveira EA, Ribeiro-Rotta RF. Combined acupuncture and auriculotherapy in burning mouth syndrome treatment: a preliminary single-arm clinical trial. The Journal of Alternative and Complementary Medicine. 2017;23(2):126-34.
37. Zotelli VL, Grillo CM, Gil ML, Wada RS, Sato JE, Maria da Luz R. Patterns of energy imbalance of the meridians in patients with temporomandibular dysfunction. Journal of acupuncture and meridian studies. 2018 ;11(1):1-6.
38. Sant'Anna CB, Zuim PR, Brandini DA, Guiotti AM, Vieira JB, Turcio KH. Effect of acupuncture on post-implant paresthesia. Journal of acupuncture and meridian studies. 2017;10(2):131-4.
39. Assy Z, Brand HS. A systematic review of the effects of acupuncture on xerostomia and hyposalivation. BMC complementary and alternative medicine. 2018;18(1):1-4.
40. de Almeida TB, Zotelli VL, Wada RS, Sousa ML. Comparative Analgesia Between Acupuncture and Dipyrone in Odontalgia. Journal of acupuncture and meridian studies. 2019;12(6):182-91.
41. Eachempati P, Nagraj SK, Krishanappa SK, George RP, Soe HH, Karanth L. Management of gag reflex for patients undergoing dental treatment. Cochrane Database of Systematic Reviews. 2019;(11).
42. Madani A, Ahrari F, Fallahrastegar A, Daghestani N. A randomized clinical trial comparing the efficacy of low-level laser therapy (LLLT) and laser acupuncture therapy (LAT) in patients with temporomandibular disorders. Lasers in medical science. 2020;35(1):181-92.
43. Farag AM, Malacarne A, Pagni SE, Maloney GE. The effectiveness of acupuncture in the management of persistent regional myofascial head and neck pain: A systematic review and meta-analysis. Complementary therapies in medicine. 2020; 49:102-297.
44. de Salles Neto FT, de Paula JS, Romero JG, Almeida Leite CM. Acupuncture for pain, mandibular function and oral health-related quality of life in patients with masticatory myofascial pain: A randomised controlled trial. Journal of Oral Rehabilitation. 2020 ;47(10):1193-201.
45. Gil ML, Marinho LM, de Moraes M, Wada RS, Groppo FC, Sato JE, de Sousa ML. Effectiveness of Acupuncture in Dental Surgery: A Randomized, Crossover, Controlled Trial. Journal of Acupuncture and Meridian Studies. 2020;13(3):104-9.
46. Balwani TR, Dubey SG. Effect of Microcurrent Electrical Stimulation on Two Acupoints to Control Anxiety in Patients Receiving Prosthodontics Treatment. Int J Cur Res Rev|2021;13(06):101.
47. Xianyun R. Making an impression of a maxillary edentulous patient with gag reflex by pressing caves. J Prosthet dent 1997;78(5):533.
48. Vachiramon A, Wang WC. Acupressure technique to control gag reflex during maxillary impression procedures. The J Prosthet dent. 2002 ;88(2):236.
49. Wang S, Chen Z, Fu P, Zang L, Wang L, Zhai X, Gao F, Huang A, Zhang Y. Use of auricular acupressure to improve the quality of life in diabetic patients with chronic kidney diseases: a prospective randomized controlled trial. Evidence-Based Complementary and Alternative Medicine. ;2014.

50. Yang G, Lin S, Wu Y, Zhang S, Wu X, Liu X, Zou C, Lin Q. Auricular acupressure helps alleviate xerostomia in maintenance hemodialysis patients: a pilot study. The Journal of Alternative and Complementary Medicine. 2017;23(4):278-84.
51. Pisani MX, Silva CH, Paranhos HD, Souza RF, Macedo AP. The effect of experimental denture cleanser solution Ricinus communis on acrylic resin properties. Materials Research. 2010;13(3):369-73.
52. Gupta G, Kumar S, Rao H, Garg P, Kumar R, Sharma A, Sachdeva H. Astringents in dentistry: a review. Asian Journal of Pharmaceutical and health sciences. 2012;2(3).
53. Torwane NA, Hongal S, Goel P, Chandrashekar BR. Role of Ayurveda in management of oral health. Pharmacognosy reviews. 2014 Jan;8(15):16.
54. Gupta R, Ingle NA, Kaur N, Yadav P, Ingle E, Charania Z. Ayurveda in dentistry: a review. Journal of international oral health: JIOH. 2015;7(8):141.
55. Deogade SC, Ghate S. Curcumin: therapeutic applications in systemic and oral health. Int J Biol Pharm Res. 2015;6(4):281-90.
56. Sushma R, Sathe TT, Farias A, Sanyal PK, Kiran S. "Nature cures:" An alternative herbal formulation as a denture cleanser. Annals of African medicine. 2017;16(1):6.
57. Barua DR, Basavanna JM, Varghese RK. Efficacy of neem extract and three antimicrobial agents incorporated into tissue conditioner in inhibiting the growth of C. albicans and S. mutans. Journal of clinical and diagnostic research: JCDR. 2017;11(5):97.
58. Heidrich D, Fortes CB, Mallmann AT, Vargas CM, Arndt PB, Scroferneker ML. Rosemary, castor oils, and propolis extract: activity against Candida albicans and alterations on properties of dental acrylic resins. Journal of Prosthodontics. 2019 ;28(2): e863-8.
59. Balkrishna A, Ranjan R, Sakat SS, Sharma VK, Shukla R, Joshi K, Devkar R, Sharma N, Saklani S, Pathak P, Kumari P. Evaluation of polyherbal ayurvedic formulation 'Peedantak Vati'for anti-inflammatory and analgesic properties. Journal of ethnopharmacology. 2019; 235:361-74.
60. Gupta K. Mamidi P. Sjögren's syndrome-trishna predominant amavata? A case report. Int J Complement Alt Med. 2019;12(5):174-7.
61. Ojah P, Luniyal C, Nair C, Astekar M, Pal A, Chopra M. Anti candidal efficacy of commercially available triphala, neem, denture cleanser and natural aloevera leaf on heat polymerized acrylic resin. The Journal of Indian Prosthodontic Society. 2021 Apr 1;21(2):167.
62. Jacobson BS. Hypnosis in fixed partial prosthodontics. JProsthetDent 1968;19(4):406-9.
63. Conny DJ, Tedesco LA. The gagging problem in prosthodontic treatment. Part II: Patient management. JProsthet dent. 1983 ;49(6):757-61.
64. Eitner S, Wichmann M, Holst S. "Hypnopuncture"—A dental-emergency treatment concept for patients with a distinctive gag reflex. International journal of clinical and experimental hypnosis. 2005 ;53(1):60-73.
65. Holden A. The art of suggestion: the use of hypnosis in dentistry. British dental journal. 2012;212(11):549-51.
66. Griffiths M. Hypnosis for dental anxiety. Dental update. 2014;41(1):78-83.

67. Allison N. Hypnosis in modern dentistry: Challenging misconceptions. Faculty Dental Journal. 2015;6(4):172-5.
68. Zhang Y, Montoya L, Ebrahim S, Busse JW, Couban R, McCabe RE, Bieling P, Carrasco Labra A, Guyatt GH. Hypnosis/relaxation therapy for temporomandibular disorders: a systematic review and meta-analysis of randomized controlled trials.
69. Halsband U, Wolf TG. Functional changes in brain activity after hypnosis in patients with dental phobia. Journal of Physiology-Paris. 2015;109(4-6):131-42.
70. Heaton LJ. Nonpharmacologic Interventions may Reduce Mental Distress in Adults Undergoing Dental Treatment. Journal of Evidence Based Dental Practice. 2018;18(2):165-7.
71. Park ES, Yim HW, Lee KS. Progressive muscle relaxation therapy to relieve dental anxiety: a randomized controlled trial. European journal of oral sciences. 2019;127(1):45-51.
72. De Stefano.Psychological Factors in Dental PatientCare: Odontophobia. Medicina,2019 55(10), 678.
73. Bhat SS, Sargod SS, George D. Dentistry and homeopathy: an overview. Dental update. 2005 ;32(8):486-91.
74. Mathie RT, Farrer S. Outcomes from homeopathic prescribing in dental practice: a prospective, research-targeted, pilot study. Homeopathy. 2007;96(02):74-81.
75. Raak C, Büssing A, Gassmann G, Boehm K, Ostermann T. A systematic review and meta-analysis on the use of Hypericum perforatum (St. John's Wort) for pain conditions in dental practice. Homeopathy. 2012 ;101(04):204-10
76. Consult M. Complementary and alternative medicine. Clinical topic tours. St. Louis: Elsevier; 2003.
77. Najm W. Complementary and alternative medicine. In: Noble J,editor. Textbook of primary care medicine. 3rd ed. St. Louis:Mosby; 2001;1:130-70.
78. Ernst E, Hung SK. Great expectations: what do patients using complementary and alternative medicine hope for? Patient. 2011;4(2):89–101
79. Kummet CM, et al. Patterns of complementary and alternative medicine (CAM) use among dental patients. J Public Health Dent. 2015;75(2):109–117.
80. Kumar S, Yadav R, Yadav V, Sidhu MS, Prabhakar M, Dabas A. Alternative Therapies and Prosthodontics: A Combined Approach. Indian Journal of Health Sciences and Care. 2017;4(1):41-5.
81. Ulett GA, Han S, Han JS. Electroacupuncture: Mechanisms and clinical application. Biol Psychiatry 1998;44:129-38.
82. Richardson PH, Vincent CA. Acupuncture for the treatment of pain: A review of evaluative research. Pain 1986;24:15-40.
83. Newmeyer JA, Johnson G, Klot S. Acupuncture as a detoxification modality. J Psychoactive Drugs 1984;16:241-61.
84. LundebergT. Peripheral effects of sensory nerve stimulation (acupuncture) in inflammation and ischemia. Scand J Rehabil Med Suppl 1993;29:61-86.
85. Chng HS, Pitt Ford TR, McDonald F. Effects of Prilocaine local anaesthetic solutions on pulpal blood flow in maxillary canines. Endod Dent Traumatol 1996;12:89-95

86. Rosted P, Bundgaard M. Can Acupuncture reduce the induction time of a local anaesthetic? A pilot study. Acupunct Med 2003;21:92-9.
87. Rosted P, Bundgaard M, Fiske J, Pedersen AM. The use of acupuncture in controlling the gag reflex in patients Requiring an upper alginate impression: An audit. Br Dent J 2006;201:721-5.
88. Blom M, Dawidson I, Angmar-Mansson. The effect of acupuncture on salivary flow rates in patients with xerostomia. Oral Surg Oral Med Oral Pathol 1992; 73: 293-298.
89. Blom M, Lundeberg T. Long-term follow-up of patients treated with acupuncture for xerostomia and the influence of additional treatment. Oral Dis 2000; 6(1): 15-24.
90. Johnstone PA, Niemtzow RC, Riffenburgh RH. Acupuncture for xerostomia. Cancer 2002; 94(4): 1151-1156.
91. Somri M, Vaida SJ, Sabo E, Yassain G, Gankin I, Gaitini LA. Acupuncture versus odansetron In the preventing of postoperative vomiting. A study of children undergoing dental surgery. Anaesthesia 2001;56:927-32
92. Ernst E, Pittler M H. The effectiveness of acupuncture in treating acute dental pain: A systematic review. Br Dent J 1998;184:443-7.
93. Rosted P. The use of acupuncture in dentistry: A review of the scientific validity of published papers. Oral Dis 1998;4:100-4.
94. Blom M, Dawidson I, Angmar Månsson B. The effect of acupuncture on salivary flow rates in patients with Xerostomia. Oral Surg Oral Med Oral Pathol 1992;73:293-8.
95. Traditional Chinese Medicine Practitioner's Act, Chapter 333A.
96. Bowsher D. Physiology and pathophysiology of Pain. Acupunct Med 1990;7:17-20.
97. Macdonald A. Acupuncture analgesia and Therapy – Part 2. Acupunct Med 1990;8:44-9.
98. Bowsher D. The physiology of stimulation produced Analgesia. Acupunct Med 1991;9:58-61.
99. Veroux G. Percivalle V. Fundamentals and scientific research in acupuncture. Acupunct Med 1988;5:12
100. Millar WJ. Patterns of use-alternative health care practitioners. Health Rep.2001;13(1):9–21
101. Thayer ML. The use of acupuncture in dentistry. Dent Update 2007; 34(4246, 249-250
102. Somri M, Vaida SJ, Sabo E, Yassain G, Gankin I, Gaitini LA. Acupuncture versus ondansetron in the prevention of postoperative vomiting: a study of children undergoing dental surgery. Anaesthesia. 2001 Oct;56(10):927-32.
103. Vachiramon A, Wang WC. Acupressure technique to control gag reflex during maxillary impression procedures. J Prosthet Dent 2002; 88(2): 236-238.
104. Ezzo J, Streitberger K, Schneider A. Cochrane systematic reviews examine P6 acupuncture-point stimulation for nausea and vomiting. Journal of Alternative and Complimentary Medicine 2006;12(5):489-95.
105. Eachempati P, Kumbargere Nagraj S, Kiran Kumar Krishanappa S, George RP, Soe HHK, Karanth L. Management of gag reflex for patients undergoing dental treatment. Cochrane Database of Systematic Reviews 2019;11:116

Xianyun, R. Making an impression of a maxillary edentulous patient with gag reflex by pressing caves. The Journal of Prosthetic Dentistry,1997: 78(5)-533.

106. Zanelatto AP. Evaluation of ear acupressure on painful shoulder syndrome: case study. Revista Brasileira de Enfermagem. 2013; 66:694–701

107. Oleson T. Auriculotherapy Manual: Chinese and Western Systems of Ear Acupuncture. London: Elsevier Health Sciences, 2013;6.1-195.

108. Allen PF, Locker D. Do item weights matter? An assessment using the oral health impact profile. Community Dental Health 1997;14:133–138.

109. Blum K, Giordano J, Morse S, et al. Hypothesizing synergy between acupuncture/ auriculotherapy and natural activation of mesolimbic dopaminergic pathways: putative natural treatment modalities for the reduction of drug hunger and relapse. Integr Omics Appl Biotechnol Lett 2011; 1:8–20.

110. Ceccherelli F et al: The therapeutic efficacy of somatic acupuncture is not increased by auricultherapy: a randomised, blind control study in cervical myofascial pain. ComplementTher Med 2006;14:47–52.

111. Hui KK et al. Acupuncture modulates the limbic system and subcortical gray structures of the human brain: evidence from fMRI studies in normal subjects. Hum Brain Mapp 2000;9:13–25.

112. Dhond RP, Kettner N, Napadow V. Neuroimaging acupuncture effects in the human brain. J Altern Complement Med 2007;13:603–616.

113. He Y et al. Effect of millimeter therapy in burning mouth syndrome. Zhonghua Kou Qiang Xue Za Zhi Yi 2003;38:89–92.

114. Scardina GA, Ruggieri A, Provenzano F, Messina P. Burning mouth syndrome: is acupuncture a therapeutic possibility? Br Dent J 2010;2:209.

115. He W et al. Auricular acupuncture and vagal regulation. Evid Based Complement Alternat Med 2012;2012:1–17.

116. Asher GN, Jonas DE, Coeytaux RR, et al. Auriculotherapy for pain management: a systematic review and metaanalysis of randomized controlled trials. J Altern Complement Med 2010;16:1097–1108.

117. Zhao HJ, Tan JY, Wang T, Jin L. Auricular therapy for chronic pain management in adults: a synthesis of evidence. Complement Ther Clin Pract 2015;21:68–78.

118. Bhat SS, Sargod SS, George D. Dentistry and Homeopathy: An Overview. Dent Update 2005; 32(8): 486-488.

119. Mojaver Y N, Mosavi F, Mazaherinezhad A, Shahrdar A and Manshaee K Individualized homeopathic treatment of trigeminal neuralgia : an observational study Homeopathy J. Fac. Homeopathy2007:96; 82–6.

120. Farrer S, Baitson E S, Gedah L, Norman C, Darby P and Mathie R T Homeopathic prescribing for chronic and acute periodontal conditions in 3 dental practices in the UK Homeopathy J. Fac. Homeopathy2003:102;242–7.

121. Bhatt SS SSDG. Dentistry and Homeopathy: An Overview. Dental Update. 2017;32(8):486–91

122. Peterson C T, Denniston K and Chopra D Therapeutic Uses of Triphala in Ayurvedic Medicine J. Altern. Complement. Med.2007:23 ;607–14.

123. Tachjian A, Maria V and Jahangir A Use of Herbal Products and Potential Interactions in Patients With Cardiovascular Diseases J. Am. Coll. Cardiol.2010:55; 515–25.

124. Parveen A, Parveen B, Parveen R and Ahmad S Challenges and guidelines for clinical trial of herbal drugs J. Pharm. Bioallied Sci.2015:(7)329–33

125. Hosadurga R, Boloor V A, Rao S N and MeghRani N Effectiveness of two different herbal toothpaste formulations in the reduction of plaque and gingival inflammation in patients with established gingivitis –A randomized controlled trial J. Tradit. Complement. Med.2018:8 ;113–9.

126. Kanth M R Efficacy of Specific Plant Products on Dental Caries Causing Microorganisms. J Clin Diagn Res. 2016; 10(12): 1–3.

127. Teh J Y, Rawi R, Noor S S M, Taib H and Mohamad S In-vitro antimicrobial effectiveness of herbal-based mouth rinses against oral microorganisms Asian Pac. J. Trop. Biomed.2015;5 :370–4.

128. Al Habashneh R, Farasin R and Khader Y 2017 The effect of a triclosan/copolymer/fluoride toothpaste on plaque formation, gingivitis, and dentin hypersensitivity: A single-blinded randomized clinical study Quintessence Int. Berl. Ger. 1985;48: 123–30.

129. Southern E N, McCombs G B, Tolle S L and Marinak K the comparative effects of 0.12% chlorhexidine and herbal oral rinse on dental plaque-induced gingivitis J. Dent. Hyg. JD 2006;H:80 -12.

130. Bodeker G, Ong C-K, Grundy C, Burford G, Shein K, Medicine WHOP on T, et al. WHO global atlas of traditional, complementary and alternative medicine . Kobe, Japan: WHO Centre for Health Development; 2005:42:5-7

131. Singh A and Purohit B 2011 Tooth brushing, oil pulling and tissue regeneration: A review of holistic approaches to oral health J. Ayurveda Integr. Med.2011:2 ;64–8.2.

132. Bhambal A, Kothari S and Jain M 2011 Comparative effect of neem stick and toothbrush on plaque removal and gingival health –A clinical trial, J.Adv Oral Research2011;2(3)51-55.

133. Malik A S, Shaukat M S, Qureshi A A and Abdur R 2014 Comparative Effectiveness of Chewing Stick and Toothbrush: A Randomized Clinical Trial North Am. J. Med. Sci.2014:6; 333–7.

134. Hebbar A, Keluskar V, Shetti A. Oil pulling – Unraveling the path to mystic cure. JIOH. 2010;2(4):11-4.

135. Asokan S 2008 Oil pulling therapy Indian J. Dent. Res. Off. Publ. Indian Soc. Dent. Res.2008 :9;169.

136. Torwane N A, Hongal S, Goel P and Chandrashekar B R Role of Ayurveda in management of oral health Pharmacogn. Rev.2014:8 ;16–21.

137. Kemper KJ, Vohra S, Walls R. The use of complementary and alternative medicine in pediatrics. Pediatrics. 2008;122(6):1374-86.

138. Tachjian A, Maria V and Jahangir A 2010 Use of Herbal Products and Potential Interactions in Patients With Cardiovascular Diseases J. Am. Coll. Cardiol.2010:55; 515–25.

139. Parveen A, Parveen B, Parveen R and Ahmad S Challenges and guidelines for clinical trial of herbal drugs J. Pharm. Bioallied Sci.2015:7: 329–33

140. Teh J Y, Rawi R, Noor S S M, Taib H and Mohamad S In-vitro antimicrobial effectiveness of herbal-based mouth rinses against oral microorganisms Asian Pac. J. Trop. Biomed.2015:5; 370–4

141. Treadway L. Amla traditional food and medicine. Herbalgram 1994;31:26.

142. Nadkarni KM, Nadkarni AK. Vegetable kingdom. In: Nadkarni K, editor. Indian Materia Medica with Ayurvedic, Unani Tibbi, Siddha, Allopathic, Homeopathic, Naturopathic and Home remedies. Vol. 1, 3rd ed. Bombay, India: Popular Prakashan Private Ltd.; 1999;1: 46.

143. Menezes SM, Cordeiro LN, Viana GS. Punica granatum (pomegranate) extract is active against dental plaque. J Herb Pharmacother 2006;6:79-92.

144. Vasconcelos LC, Sampaio FC, Sampaio MC, Pereira Mdo S, Higino JS, Peixoto MH. Minimum inhibitory concentration of adherence of Punica granatum Linn (pomegranate) gel against S. mutans, S. mitis and C. albicans. Braz Dent J 2006;17:223-7.

145. Jurenka JS. Therapeutic applications of pomegranate (Punica granatum L.): A review. Altern Med Rev 2008;13:128 -44.

146. Vasconcelos LC, Sampaio MC, Sampaio FC, Higino JS. Use of Punica granatum as an antifungal agent against candidosis associated with denture stomatitis. Mycoses 2003;46:192-6.

147. Amruthesh S. Dentistry and Ayurveda IV: Classification and management of common oral diseases. Indian J Dent Res 2008;19:52-61.

148. Sinha AR, Bajaj VK, Singh P, Shekhawat S, Singh K. Phytochemical estimation and antimicrobial activity of aqueous and methanolic extract of Ocimum sanctum L. J Nat Prod Plant Resour 2013;3:51-8.

149. Maquart FX, Bellon G, Gillery P, Wegrowski Y, Borel JP. Stimulation of collagen synthesis in fibroblast cultures by a triterpene extracted from Centella asiatica. Connect Tissue Res 1990;24:107-20.

150. Sastravaha G, Yotnuengnit P, Booncong P, Sangtherapitikul P. Adjunctive periodontal treatment with Centella asiatica and Punica granatum extracts. A preliminary study. J Int Acad Periodontol 2003;5:106-15.

151. Jittapiromsak N, Sahawat D, Banlunara W, Sangvanich P, Thunyakitpisal P. Acemannan, an extracted product from Aloe vera, stimulates dental pulp cell proliferation,differentiation,mineralization, and dentin formation. Tissue Eng Part A 2010;16:1997-2006.

152. Amruthesh S, Mubeen, Pramod KP, Venkatesh BA, Ramesh C. Evaluation of radio protective effects of Tinospor acordifolia in patients on radiotherapy for squamous cell carcinoma of head and neck Pilot study. Int J Contemp Dent 2010;1:24-30.

153. Umamaheswari M, Asokkumar K, Rathidevi R, Sivashanmugam AT, Subhadradevi V, Ravi TK. Antiulcer and in vitro antioxidant activities of Jasminum grandiflorum L. J Ethnopharmacol 2007;110:464-70.

154. Zied ST, Eissa SA. Comparative study on antibacterial activities of two natural plants versus three different intracanal medications. Endodontic Department, Faculty of Oral and Dental Medicine, Cairo University. 2011:1-2.

155. Bairy I, Reeja S, Siddharth, Rao PS, Bhat M, Shivananda PG. Evaluation of antibacterial activity of Mangifera indica on anaerobic dental microglora based on in vivo studies. Indian J Pathol Microbiol 2002;45:307-10.

156. Didry N, Dubreuil L, Trotin F, Pinkas M. Antimicrobial activity of aerial parts of Drosera peltata Smith on oral bacteria. J Ethnopharmacol 1998;60:91-6.

157. Bandyopadhyay U, Biswas K, Chatterjee R, Bandyopadhyay D, Chattopadhyay I, Ganguly CK, et al. Gastroprotective effect of Neem (Azadirachta indica) bark extract: Possible involvement of H(+) K(+) ATPase inhibition and scavenging of hydroxyl radical. Life Sci 2002;71:2845-65.

158. Wolinsky LE, Mania S, Nachnani S, Ling S. The inhibiting effect of aqueous Azadirachta indica (Neem) extract upon bacterial properties influencing in vitro plaque formation. J Dent Res 1996;75:816-22.

159. Botelho MA, dos Santos RA. Efficacy of a mouth rinse based on leaves of the neem tree (Azadirachta indica) in the treatment of patients with chronic gingivitis: A double blind, randomized, controlled trial. J Med Plants Res 2008;2:341-6.

160. Nagata H et al. Effect of eucalyptus extract chewing gum on periodontal health: A double masked, randomized trial. J Periodontol 2008;79:1378-85.

161. Pistorius A, Willershausen B, Steinmeier EM, Kreislert M. Efficacy of subgingival irrigation using herbal extracts on gingival inflammation. J Periodontol 2003;74:616-22.

162. Bauer K, Garbe D, Surburg H. Common Fragrance and Flavor Materials. 4th ed. Weinheim: Wiley VCH; 2001;1:189.

163. Sterer N. Antimicrobial effect of mastic gum methanolic extract against Porphyromonas gingivalis. J Med Food 2006;9:290-2.

164. Wohlmuth H. Triphala a short review. Inf Res Bot Med 2007;16:2.

165. Bajaj N, Tandon S. The effect of Triphala and Chlorhexidine mouthwash on dental plaque, gingival inflammation, and microbial growth. International journal of Ayurveda research. 2011;2(1):29.

166. Ernst E, Pittler MH. Herbal medicine. Med Clin North Am 2002; 86(1):149-61.

167. Pittler MH, Ernst E. Ginkgo biloba extract for the treatment of intermittent claudication: a meta-analysis of randomized trials. Am J Med 2000;108:226-81.

168. Wiwanitkit V. More concerns on triphala mouthwash. Int J Ayurveda Res. 2010 ;1(3):196.

169. Date BB, Kulkarni PH. Assessment of Rasa danti in various oral disorders. Ayurveda Res Pap 1995;2:175-97.

170. Biradar YS, Jagatap S, Khandelwal KR, Singhania SS. Exploring of antimicrobial activity of triphala mashi An Ayurvedic formulation. Evid Based Complement Alternat Med 2008;5:107- 13.

171. Agarwal P, Nagesh L. Comparative evaluation of efficacy of 0.2% Chlorhexidine, Listerine and Tulsi extract mouth rinses on salivary Streptococcus mutans count of high school children – RCT. Contemp Clin Trials 2011;32:802-8.

172. Chaturvedi TP. Uses of turmeric in dentistry: An update. Indian J Dent Res 2009;20:107-9.
173. Bhowmik D, Chiranjib B, Sampath Kumar KP, Chandira M, Jayakar B. Turmeric: A herbal and traditional medicine. Arch Appl Sci Res 2009;1:86 -108.
174. Kawamori T, Lubet R, Steele VE, Kelloff GJ, Kaskey RB, Rao CV, et al. Chemopreventive effect of curcumin, a naturally occurring anti inflammatory agent, during the promotion/progression stages of colon cancer. Cancer Res 1999;59:597-601.
175. Mehta K, Pantazis P, McQueen T, Aggarwal BB. Antiproliferative effect of curcumin (diferuloylmethane) against human breast tumor cell lines. Anticancer Drugs 1997;8:470.
176. Ernst E, Pittler MH. Ginkgo biloba for dementia: a systematic review of double-blind placebo-controlled trials. Clin Drug Invest 1999;17:301-8
177. Lanski SL, Greenwald M, Perkins A, Simon HK. Herbal therapy use in a pediatric emergency department population: expect the unexpected. Pediatrics 2003;111:981-5.
178. hang H, Zeng Z, Deng H. Acupuncture treatment for 157 cases of anxiety neurosis. J Tradit Chin Med 2003;23(1):55-6.
179. Halkes SBA. Safety issues in phytotherapy. In: Ernst E, editor. herbal medicine: a concise overview for professionals. Oxford: Butterworth & Heinemann; 2000;1:82-100.
180. Sastravaha G, Yotnuengnit P, Booncong P, Sangtherapitikul Adjunctive periodontal treatment with Centella asiatica and Punica granatum extracts. A preliminary study. J Int Acad Periodontol 2003;5(4):106-15
181. Pistorius A, Willershausen B, Steinmeier EM, Kreislert M. Efficacy of subgingival irrigation using herbal extracts on gingival inflammation. J Periodontol 2003;74(5):616-22
182. Ang-Lee MK, Moss J, Yuan CS. Herbal medicines and perioperative care. JAMA 2001;286(2):208-16.
183. Chan CW, Chang AM, Molassiotis A, Lee IY, Lee GC. Oral complications in Chinese cancer patients undergoing chemotherapy. Support Care Cancer 2003;11(1):48-55
184. Abdeshahi SK, Hashemipour MA, Mesgarzadeh V, Shahidi Payam A, Halaj Monfared A. Effect of hypnosis on induction of local anesthesia pain perception control of hemorrhage and anxiety during extraction of third molars: a case-control study. J Craniomaxillofacial Surg 2013; 41: 310–315.
185. Holden A. The art of suggestion: the use of hypnosis in dentistry. Br Dent J 012; 212: 549–551.
186. Kroger W. Clinical and Experimental Hypnosis in Medicine, Dentistry, and Psychology. 2nd edn. Philadelphia: Lippincott Williams & Wilkins; 2008;72:362
187. Facco E, Zanette G, Casiglia E. The role of hypnotherapy in dentistry. SAAD Dig 2014; 30: 3–6.
188. Al-Harasi S, Ashley PF, Moles DR, Parekh S, Walters V. Hypnosis for children undergoing dental treatment. The Cochrane database of systematic reviews 2010; 1:2-19

189. Rowley D. Hypnosis and Hypnotherapy. Beckenham: Croom Helm, Ltd; 1986; 51: 57-67
190. Andrick JM. Cultivating a "chairside manner": dental hypnosis patient management psychology and the origins of behavioral dentistry in America. J Hist Behav Sci 2013; 49: 235–258.
191. Ross PJ. Hypnosis as a counselling tool. Brit J Guid Coun 1981; 9: 173–179.
192. Eli I. Oral Psychophysiology: Stress, Pain, and Behavior in Dental Care. Boca Raton, FL: CRC Press, Inc.; 1992;32:198
193. Fross G. Handbook of hypnotic techniques, with special reference to dentistry. Irvington, NJ: Power Publishers; 1966;23:288
194. Armfield JM, Heaton LJ. Management of fear and anxiety in the dental clinic: a review. Aust Dent J; 2013; 58: 390-407
195. Peretz B, Bercovich R, Blumer S. Using elements of hypnosis prior to or during pediatric dental treatment. Pediatr Dent 2013; 35: 33–36.
196. Diercke K, Burger GD, Bermejo JL, Lux CJ, Brunner M. The management of dental anxiety and impact of psychosomatic factors on dentistry: is recent scientific research translated into German dental practices? J Health Psychol 2013; 18: 1519–1528.
197. Roberts K. Hypnosis in dentistry. Dent Update 2006; 33(5): 312-314.

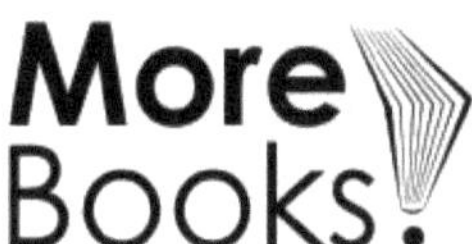

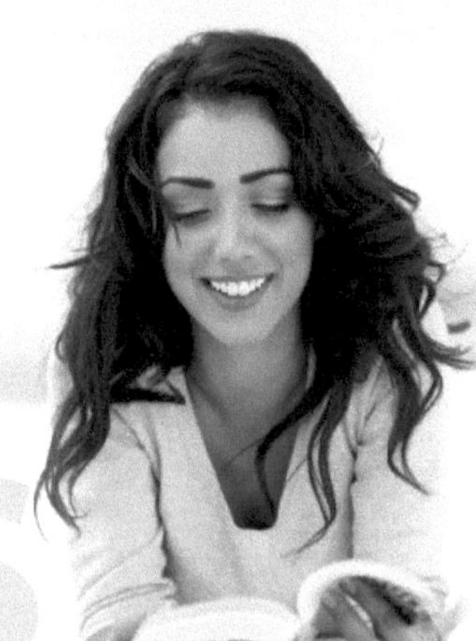

yes

I want morebooks!

Buy your books fast and straightforward online - at one of world's fastest growing online book stores! Environmentally sound due to Print-on-Demand technologies.

Buy your books online at
www.morebooks.shop

Compre os seus livros mais rápido e diretamente na internet, em uma das livrarias on-line com o maior crescimento no mundo! Produção que protege o meio ambiente através das tecnologias de impressão sob demanda.

Compre os seus livros on-line em
www.morebooks.shop

info@omniscriptum.com
www.omniscriptum.com

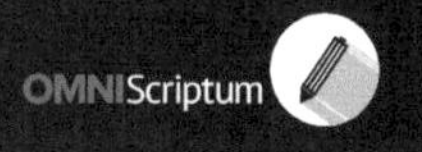

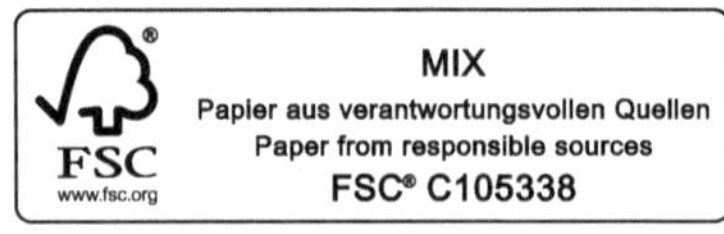

Printed by Books on Demand GmbH, Norderstedt / Germany